Kohlhammer

Die AutorInnen

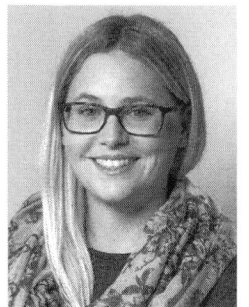

Anna Dammermann, Gesundheits- und Krankenpflegerin, Erziehungswissenschaftlerin M. A., wissenschaftliche Mitarbeiterin an der Universität zu Lübeck am Institut für Sozialmedizin und Epidemiologie, Sektion für Forschung und Lehre in der Pflege.

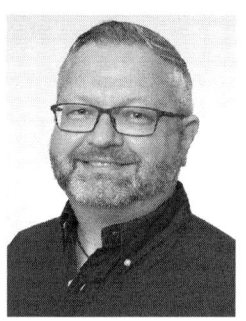

Marco Sander, staatlich anerkannter Altenpfleger, seit 1999 in unterschiedlichen Funktionen und Settings der stationären Alten-/Langzeitpflege tätig, freiberufliche Tätigkeit im Bereich der Pflegebildung, seit 2015 verschiedene berufspolitische Aktivitäten, Pflege und Gesundheitsförderung B. A., Pflegewissenschaftler M. A., wissenschaftlicher Mitarbeiter am Institut für Pflegewissenschaft der Universität zu Köln und der Palliativnetz Travebogen gGmbH.

Anna Dammermann/Marco Sander

Gewaltprävention in der Altenpflege

Interventionen und Konzepte

Verlag W. Kohlhammer

Dieses Werk einschließlich aller seiner Teile ist urheberrechtlich geschützt. Jede Verwendung außerhalb der engen Grenzen des Urheberrechts ist ohne Zustimmung des Verlags unzulässig und strafbar. Das gilt insbesondere für Vervielfältigungen, Übersetzungen, Mikroverfilmungen und für die Einspeicherung und Verarbeitung in elektronischen Systemen.

Die Wiedergabe von Warenbezeichnungen, Handelsnamen und sonstigen Kennzeichen in diesem Buch berechtigt nicht zu der Annahme, dass diese von jedermann frei benutzt werden dürfen. Vielmehr kann es sich auch dann um eingetragene Warenzeichen oder sonstige geschützte Kennzeichen handeln, wenn sie nicht eigens als solche gekennzeichnet sind.

Es konnten nicht alle Rechtsinhaber von Abbildungen ermittelt werden. Sollte dem Verlag gegenüber der Nachweis der Rechtsinhaberschaft geführt werden, wird das branchenübliche Honorar nachträglich gezahlt.

Dieses Werk enthält Hinweise/Links zu externen Websites Dritter, auf deren Inhalt der Verlag keinen Einfluss hat und die der Haftung der jeweiligen Seitenanbieter oder -betreiber unterliegen. Zum Zeitpunkt der Verlinkung wurden die externen Websites auf mögliche Rechtsverstöße überprüft und dabei keine Rechtsverletzung festgestellt. Ohne konkrete Hinweise auf eine solche Rechtsverletzung ist eine permanente inhaltliche Kontrolle der verlinkten Seiten nicht zumutbar. Sollten jedoch Rechtsverletzungen bekannt werden, werden die betroffenen externen Links soweit möglich unverzüglich entfernt.

1. Auflage 2023

Alle Rechte vorbehalten
© W. Kohlhammer GmbH, Stuttgart
Gesamtherstellung: W. Kohlhammer GmbH, Stuttgart

Print:
ISBN 978-3-17-042421-0

E-Book-Formate:
pdf: ISBN 978-3-17-042422-7
epub: ISBN 978-3-17-042423-4

Geleitwort

Ich freue mich sehr, dass es mit dem vorliegenden Praxishandbuch gelungen ist, die in den letzten Jahren mit vielen Beteiligten aus Praxis und Wissenschaft gemeinsam erarbeiteten Ansätze zur Vermeidung von Gewalt in der stationären Altenpflege der Fachöffentlichkeit zur Verfügung zu stellen.

Als im Jahr 2018 das Gewaltpräventionsprojekt »PEKo« an der Universität zu Lübeck mit Unterstützung der Techniker Krankenkasse als Praxisprojekt startete, war nicht damit zu rechnen, dass wir vier Jahre später auf eine PEKo-Projekt-Familie in verschiedenen Regionen und Pflegesettings blicken können. Der etwas sperrige Titel »Partizipative Entwicklung und Evaluation eines multimodalen Konzeptes zur Prävention von Gewalt in der stationären Altenpflege«, der glücklicherweise mit »PEKo« eine handliche Kurzform fand, war stets Programm. Es war immer das Ziel, gemeinsam mit Kolleg*innen aus der Praxis (»partizipativ«) unter Nutzung verschiedener Ansätze (»multimodal«) an der Erkennung und Vermeidung von Gewalt in der Altenpflege zu arbeiten. Die Ergebnisse dieser mehrjährigen gemeinsamen Arbeit sind die Grundlage für dieses Praxishandbuch. Auch hier ist es das Ziel, den Leser*innen die Grundlage für eigene Praxisprojekte an die Hand zu geben. Es ist also kein fertiges Kochbuch mit Rezepten zum Nachkochen, sondern vielmehr eine Sammlung von Zutaten, die es den Praktiker*innen erlauben sollen, ein für die eigene Einrichtung speziell abgeschmecktes Menü zuzubereiten. Die bereitgestellten Evaluationsinstrumente erlauben dabei die Bewertung und stetige Weiterentwicklung der eigenen Aktivitäten. Zahlreiche Arbeitshilfen sind verfügbar, um Anregungen aus bereits erfolgreich durchgeführten Praxisprojekten zu erhalten und diese für die eigene Praxis anzupassen.

Gewalt in der Pflege ist ein verbreitetes Phänomen, das angesichts des Wesens und der Rahmenbedingungen pflegerischen Handelns niemals gänzlich vermeidbar ist. Gerade darum erscheint es von besonderer Bedeutung, Gewalt in pflegerischen Beziehungen transparent zu kommunizieren und zu erkennen, wann und unter welchen Umständen Gewaltereignisse regelhaft auftreten. Nur so kann es gelingen, wirksame Konzepte zur Prävention und zum Umgang mit Gewalt zu planen, umzusetzen und auf ihren Nutzen zu überprüfen und damit Bewohner*innen und Praktiker*innen zu schützen.

Ich wünsche diesem Handbuch angesichts der vielen positiven Erfahrungen aus den PEKo-Projekten daher eine weite Verbreitung und den

Nutzer*innen viel Erfolg bei der Umsetzung und Anpassung der hier dargestellten Ansätze für die eigene Praxis.

Prof. Dr. Sascha Köpke, Projektleitung
im Februar 2023

Danksagung

Die Autorin und der Autor danken allen, die am Gewaltpräventionsprojekt PEKo in der Entstehung, Planung, Umsetzung und Evaluation beteiligt waren. Insbesondere diese wichtigen Erkenntnisse und Ergebnisse sind unter anderem Grundlage des Ihnen vorliegenden Praxisbuchs.

Unser Dank richtet sich an Ursula Meller (Gesundheitsmanagerin der Techniker Krankenkasse (im Ruhestand) und PEKo-Projektinitiatorin), die Einrichtungen »Tönebön an der Weser und Tönebön am See – Lebensraum für Menschen mit Demenz der Julius Tönebön Stiftung« in Hameln (Piloteinrichtungen) und alle weiteren im Gewaltpräventionsprojekt beteiligten Einrichtungen der stationären Altenpflege sowie die Techniker Krankenkasse. Unser weiterer Dank gilt den das Projekt PEKo im Setting der stationären Altenpflege begleitenden und evaluierenden Mitarbeiterinnen und Mitarbeitern der jeweiligen Studienzentren. Neben der Autorin und dem Autor waren hierbei involviert:

- Hochschule Fulda – Public Health Zentrum Fulda: Prof. Dr. Beate Blättner (†), Stefanie Freytag, Kristin Schultes
- Martin-Luther-Universität Halle-Wittenberg - Institut für Gesundheits- und Pflegewissenschaft: Prof. Dr. Gabriele Meyer, Dr. Anja Bieber, Dr. Steffen Fleischer
- Universität zu Lübeck – Sektion für Forschung und Lehre in der Pflege: Prof. Dr. Katrin Balzer, Katrin Hertel, Sebastian Isensee, Adele Stojanov, Ramona Grüneweg
- Universität zu Köln: Prof. Dr. Sascha Köpke (Projektleitung)

Ebenso bedanken sich die Autorin und der Autor bei allen, die zur Verschriftlichung der Projektergebnisse und somit zum vorliegenden Praxisbuch beigetragen haben. Hierbei beteiligt waren: Anja Bergmann, Richard Dano, Stefanie Freytag, Sebastian Isensee, Prof. Dr. Sascha Köpke, Natalie Nguyen, Isabelle Rüttgers und Adele Stojanov.

Unser abschließender Dank geht an den Kohlhammer Verlag, der uns die Möglichkeit eröffnete, die durch das PEKo-Projekt gewonnen Projektergebnisse Ihnen, liebe Leserinnen und Leser, in Form von Empfehlungen mittels des vorliegenden Praxisbuches zur Verfügung zu stellen. Wir wünschen Ihnen viel Erfolg, Gewaltprävention als »gelebtes Thema« in Ihre Einrichtungen zu bringen, und wünschen allen Interessierten viel Spaß bei der Lektüre!

Inhalt

Geleitwort 5

Danksagung 7

1 **Einleitung** 13
   1.1 Aufbau des Praxishandbuchs 13
   1.2 Das Gewaltpräventionsprojekt PEKo 15
        1.2.1 Grundprinzipien des
             Gewaltpräventionsprojektes PEKo 16
        1.2.2 Entwicklung von Interventionen 16
   1.3 Ziele des Praxishandbuchs 17
   1.4 Zielgruppe des Praxishandbuchs 18
   1.5 Entwicklung des Praxishandbuchs 18
   1.6 Anwendung des Praxishandbuchs 19

2 **Hintergrundinformationen zum Thema Gewalt** 21
   2.1 Formen und Dimensionen von Gewalt 22
   2.2 Häufigkeit von Gewaltereignissen in der Pflege 23
   2.3 Ursachen von Gewalt 24
   2.4 Folgen von Gewalt 25
   2.5 Gewaltprävention in der Pflege 25

3 **Projektarbeit** 28
   3.1 Empfohlene Projektkomponenten 28
        3.1.1 Durchführung des Projektes 28
        3.1.2 PEKo-Beauftragte*r 29
        3.1.3 PEKo-Team – einrichtungsinterne Team-
             Treffen 30
        3.1.4 Projekt-Auftaktveranstaltung 31
   3.2 Förderliche und hinderliche Faktoren für die
       Umsetzung 31

4 **Evaluation gewaltpräventiver Interventionen** 33
   4.1 Strategieevaluation 34
   4.2 Prozessevaluation 34
   4.3 Ergebnisevaluation 35
        4.3.1 Evaluation der wahrgenommenen
             Veränderung 36

	4.3.2	Evaluation der gewaltpräventiven Effekte	37
5	**Module zur praktischen Umsetzung**		**39**
	5.1	Modul Sensibilisierung und Information	44
		5.1.1 Gemeinsamer Gewaltbegriff	44
		5.1.2 Plakate, Flyer, Broschüren	47
		5.1.3 Informationsveranstaltungen	52
		5.1.4 Kurzinformation Krankheitsbilder	55
	5.2	Modul Kommunikation und Teamzusammenarbeit	58
		5.2.1 Kommunikationsregeln	58
		5.2.2 Strukturierte Teamgespräche	62
	5.3	Modul Selbstreflexion und Person-zentrierte Pflege...	65
		5.3.1 Rollentauschtag	65
		5.3.2 HausUNordnung	70
		5.3.3 Lebensbilder	73
	5.4	Modul Handlungssicherheit	76
		5.4.1 Handlungsleitfaden	76
		5.4.2 Gewaltpräventionsschulung	79
		5.4.3 Schulungsvideo	81
	5.5	Modul Nachhaltigkeit und Qualitätssicherung	84
		5.5.1 Meldewesen	84
		5.5.2 Vertrauenspersonen/-teams	87
		5.5.3 Gewaltpräventionskonzept	92
6	**Arbeitshilfen**		**97**
	6.1	Sensibilisierung und Information	97
		6.1.1 Gemeinsamer Gewaltbegriff	97
		6.1.2 Plakat/Flyer/Broschüre	102
		6.1.3 Kurzinformation Krankheitsbilder	105
	6.2	Kommunikation und Teamzusammenhalt	110
		6.2.1 Kommunikationsregeln	110
		6.2.2 Strukturierte Teamgespräche	114
	6.3	Selbstreflexion und Person-zentrierte Pflege	122
		6.3.1 Rollentauschtag	122
		6.3.2 HausUNordnung	125
	6.4	Handlungssicherheit	127
		6.4.1 Handlungsleitfaden	127
		6.4.2 Schulungsvideo	129
	6.5	Nachhaltigkeit und Qualitätssicherung	133
		6.5.1 Meldewesen	133
		6.5.2 Vertrauenspersonen/-teams	136
		6.5.3 Gewaltpräventionskonzept	138
7	**Ausblick**		**142**
8	**Interventionsverzeichnis**		**147**

8.1	Verzeichnis nach Zeitpunkt der Einführung im Projektverlauf	147
8.2	Verzeichnis nach Arbeitsaufwand	148

9 Lösungen der Lernerfolgskontrollen 149

Literatur 153

1 Einleitung

> **Kurzübersicht**
>
> In diesem Kapitel erfahren Sie etwas über:
>
> - den Aufbau, die methodische Entwicklung und die Handhabung des Praxisbuchs
> - das den Inhalten zugrundeliegende Gewaltpräventionsprojekt PEKo
> - Ziele und Zielgruppen des Praxishandbuchs

1.1 Aufbau des Praxishandbuchs

Dieses Praxishandbuch ist in verschiedene Abschnitte unterteilt: Es besteht aus Hintergrund- und Umsetzungskapiteln sowie weiteren ergänzenden Informationen zur Umsetzung eines Gewaltpräventionsprojektes in Ihrer Einrichtung. Abgerundet wird das Praxishandbuch mit spezifischen Arbeitshilfen, welche sich in Kapitel 6 befinden (▶ Kap. 6). Zur weiteren einführenden Erläuterung werden im Folgenden die verschiedenen Abschnitte des Handbuchs dargestellt sowie ein Überblick über die grafische Darstellung weiterer Informationen gegeben.

Das Praxishandbuch »Gewaltprävention in der Altenpflege« gliedert sich in folgende Bereiche:

Theoretische Hintergrundkapitel

- In der *Einleitung* (▶ Kap. 1) finden Sie Informationen zur Nutzung und zum theoretischen Rahmen des Praxishandbuchs.
- Im *Hintergrund* (▶ Kap. 2) finden Sie Informationen zum Thema Gewalt in der Pflege, d. h. zu verschiedenen Gewaltdefinitionen, möglichen Entstehungshintergründen und Konsequenzen von Gewalt sowie zur Gewaltprävention.

Praktische Umsetzungskapitel

- Unter *Projektarbeit* (▶ Kap. 3) finden Sie Informationen zu Projektkomponenten und Empfehlungen für eine gelingende Umsetzung eines Gewaltpräventionsprojektes am Beispiel des Gewaltpräventionsprojektes PEKo in Ihrer Einrichtung.
- Unter *Evaluation gewaltpräventiver Interventionen* (▶ Kap. 4) werden Möglichkeiten zur Evaluation der Projektarbeit erläutert.
- Kern des Praxishandbuchs sind die *Module zur praktischen Umsetzung* (▶ Kap. 5) mit Beschreibung möglicher Interventionen. Hier bekommen Sie einen Überblick über Inhalte und Ziele möglicher Interventionskomponenten. Zusätzlich erhalten Sie Empfehlungen zur Entwicklung und Umsetzung des Projektes in Ihrer Einrichtung und eine grobe Einschätzung des zu erwartenden zeitlichen, personellen und materiellen Aufwandes.
- Zusätzlich zu den Umsetzungsmodulen gibt es einen *Arbeitsbereich* mit unterstützenden Handlungshilfen, Praxisbeispielen und weiterführenden Informationen, die Sie bei der praktischen Entwicklung und Umsetzung der zuvor ausgewählten Interventionen hinzuziehen können. Diese Arbeitshilfen finden Sie in Kapitel 6 (▶ Kap. 6).

Weiterführende Informationen

Abschließend finden Sie ein *Interventionsverzeichnis* (▶ Kap. 8), welches die Interventionen nach Zeitpunkt und Aufwand sortiert darstellt. Am Ende des Buches finden Sie außerdem die Lösungen der Lernerfolgskontrollen (▶ Kap. 9), die am Ende einzelner Kapitel zu finden sind, sowie eine Auflistung der Referenzen.

Zur optischen Darstellung weiterer Informationen wurden folgende graphische Elemente gewählt:

- *Kurzübersicht:* Die gerahmten Felder am Anfang jedes Kapitels sollen einen schnellen Überblick über das Kapitel geben.
- *Zusatzinformationen* und *Hinweise für die Umsetzung:* Die grauen Kästen enthalten einerseits zusätzliche Informationen. Insbesondere werden hier methodische Vorgehensweisen und Begrifflichkeiten erklärt. Andererseits werden Informationen für die Umsetzung der Projektarbeit gegeben, die es ermöglichen, sich ein Bild von den beschriebenen Interventionskomponenten in der Praxis zu machen.

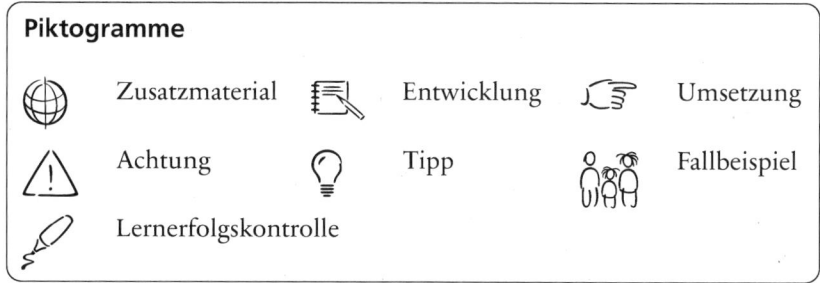

1.2 Das Gewaltpräventionsprojekt PEKo

Ist Gewalt in der Pflege Alltag? Kommt es in Pflegeeinrichtungen zu Gewalt, weil die Einrichtungen wegschauen? Ist Gewalt in der Pflege systembedingt? Die Anzahl körperlicher Gewaltereignisse nimmt seit einigen Jahren ab. Gleichzeitig hat sich die Sensibilität für das, was als Gewalt wahrgenommen wird, im Laufe der Zeit erhöht und verändert (Pinker, 2013). Es besteht kein Zweifel: Gewalt in der Pflege kommt vor. Ziel ist es, die Häufigkeit von Gewaltereignissen zu minimieren und, wenn möglich, auslösende Faktoren für deren Auftreten zu vermeiden. Mit diesem Buch möchten wir Sie dabei unterstützen und Gewalt enttabuisieren, Sie für das Erkennen von Gewalt sensibilisieren und Ihnen Handlungsmöglichkeiten zur Prävention von und zum Umgang mit Gewaltereignissen in der Pflege aufzeigen.

Es gibt bereits Projekte zur Gewaltprävention, die aber bislang nicht nachweisbar Gewaltereignisse in der häuslichen und stationären Altenpflege reduzieren konnten (Zentrum für Qualität in der Pflege, 2015). Das Gewaltpräventionsprojekt PEKo diente als Grundlage für die Inhalte des Ihnen vorliegenden Buches. Die ersten Ergebnisse des PEKo-Projektes zeigen, dass durch die Sensibilisierung für das Thema im Rahmen eines gemeinsamen Vorgehens gewaltpräventive Interventionen entwickelt und nachhaltig in den Einrichtungen eingeführt werden können.

Der Name *PEKo* ist die Kurzform für die »Partizipative Entwicklung und Evaluation eines multimodalen Konzeptes zur Prävention von Gewalt in der stationären Altenpflege«. Entwickelt wurde das PEKo-Projekt an den Studienzentren verschiedener Hochschulen und Universitäten, die auch heute noch aktiv mitwirken. Die Universität zu Lübeck, die Hochschule Fulda, die Martin-Luther-Universität Halle-Wittenberg sowie die Universität zu Köln haben es sich zur Aufgabe gemacht, dem Gewaltgeschehen in verschiedenen Pflegesettings entgegenzuwirken. Die Techniker Krankenkasse unterstützt und fördert das Projekt an allen Standorten. Kernpunkt stellt der »partizipative Ansatz« dar, also der Einbezug aller Beteiligten im gesamten Projektverlauf.

1.2.1 Grundprinzipien des Gewaltpräventionsprojektes PEKo

Zentrales Ziel von PEKo ist es, einerseits mit den Mitarbeiter*innen der am Projekt beteiligten Pflegeeinrichtungen ein gemeinsames Verständnis von Gewalt zu erarbeiten (*Sensibilisierung*) und andererseits Maßnahmen zur Vorbeugung von Gewalt zu entwickeln (*Interventionsentwicklung*). Wissenschaftliche Mitarbeiterinnen und Mitarbeiter aus den am Projekt beteiligten Studienzentren haben im bisherigen Projektverlauf gemeinsam mit Pflegenden und weiteren pflegenah verorteten Beschäftigten Interventionen und Präventionskonzepte erarbeitet, die im weiteren Verlauf von den Einrichtungen umgesetzt werden (*Partizipation*). Diese partizipative Vorgehensweise ermöglicht es, an den Bedürfnissen der Einrichtungen orientierte Interventionen zu entwickeln und vorhandene Ressourcen einzubeziehen, wodurch die einrichtungsspezifischen Interventionen und Konzepte gut in die Strukturen und Abläufe des Berufsalltags der stationären Altenpflege eingebunden werden können. Die Möglichkeiten zur Mitgestaltung und ein transparenter Umgang mit der Projektarbeit erhöhen zugleich die Akzeptanz der Interventionen in der Zielgruppe. Durch die einrichtungsorientierte Ausrichtung und die hohe Akzeptanz wird sichergestellt, dass die entwickelten Interventionen auch über das Projektende hinaus von den Mitarbeiter*innen der Einrichtungen angewendet werden können (*Nachhaltigkeit*).

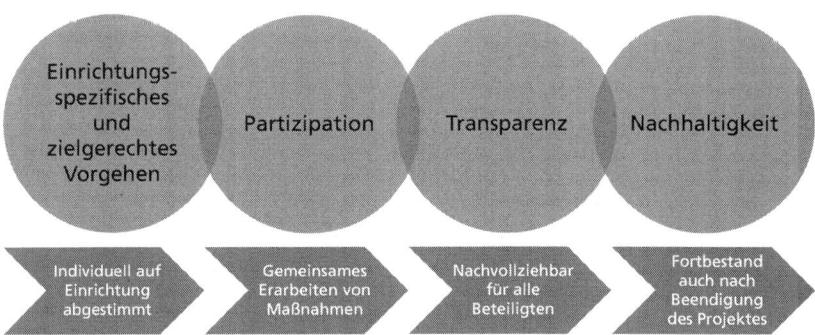

Abb. 1: PEKo-Grundprinzipien (eigene Darstellung)

1.2.2 Entwicklung von Interventionen

Im ersten Projektdurchlauf (von April 2018 bis August 2021) haben 53 Einrichtungen der stationären Altenpflege teilgenommen. In den teilnehmenden Einrichtungen wurden individuelle, gewaltpräventive Interventionen entwickelt. Grundlage war im ersten Schritt die Bildung einer für das Projekt verantwortlichen Arbeitsgruppe, das sogenannte *PEKo-Team*, das von den wissenschaftlichen Mitarbeiter*innen der Studienzentren während der Projektlaufzeit fortlaufend begleitet wurde. Das PEKo-Team bestimmte im eigenen Kreis eine Person, die als *PEKo-Beauftragte*r* fungierte und eine

Vermittlungsrolle zwischen der Einrichtung und den Studienzentren einnahm.

Anschließend wurde auf eine eigene Definition des Gewaltbegriffes hingearbeitet, welches als der zentrale Baustein in der Gewaltprävention betrachtet wird. Jede*r Einzelne reflektierte hierbei das eigene Verständnis von Gewalt und Gewaltformen. Auf dieser Grundlage erarbeitete das PEKo-Team mit der Unterstützung der Studienzentren einrichtungsspezifische Interventionen. In vielen Einrichtungen wurde eine Vielfalt an kreativen Umsetzungen durch das PEKo-Team beobachtet, welche in Kapitel 5 »Module zur praktischen Umsetzung« (▸ Kap. 5) sowie in den ergänzenden Arbeitshilfen in Kapitel 6 detailliert dargestellt werden (▸ Kap. 6).

1.3 Ziele des Praxishandbuchs

Dieses Praxishandbuch wurde entwickelt, um Einrichtungen der stationären Altenpflege dabei zu unterstützen, gewaltpräventive Interventionen zu entwickeln und umzusetzen. Ziel ist es, die Mitarbeiter*innen der Einrichtungen für den Themenkomplex »Gewalt in der Pflege« zu sensibilisieren und ihnen Handlungssicherheit im Umgang mit Gewalt zu geben. Ebenso können Bewohner*innen und deren Angehörige hierbei adressiert und integriert werden. Um eine langfristige Vermeidung von Gewaltereignissen und einen professionellen Umgang mit ihnen zu erreichen, sollten die entwickelten Interventionen und die dafür notwendigen Strukturen in einem eigenen Konzept festgehalten und verankert werden. Die angestoßenen Veränderungsprozesse beeinflussen dabei die Team- und Einrichtungskultur, mit dem Ziel, eine Kultur der Offenheit, des Hinschauens und der gegenseitigen Unterstützung anzubahnen.

> Im vorliegenden Praxishandbuch finden sich keine vorgefertigten oder standardisierten Maßnahmen, wie beispielsweise vorgefertigte Informationsmaterialien oder Schulungskonzepte. Ziel der aufgeführten Informationen und Handlungshilfen ist es, Gewaltprävention als eigenständiges Projekt umzusetzen, indem konkrete Maßnahmen in den Einrichtungen entwickelt und umgesetzt werden, die sich an den individuellen Bedarfen und Bedürfnissen der Beteiligten orientieren.

1.4 Zielgruppe des Praxishandbuchs

Das Handbuch richtet sich an alle Interessierten in Einrichtungen der stationären Altenpflege, die das Thema Gewalt in der Pflege enttabuisieren und ihren Mitarbeiter*innen präventive Lösungsmöglichkeiten und Sicherheit im Umgang mit Gewalt bieten wollen. Dem partizipativen Ansatz folgend, setzt das Projekt an der Basis der Einrichtungen an.

Individuelle Präventionsstrategien werden im gemeinsamen Austausch entwickelt. Teilnehmen können Mitarbeiter*innen aus allen Berufsgruppen mit bewohner*innennahen Tätigkeiten, wie z. B. Pflegefachpersonen und Pflegehilfspersonen, Therapiepersonal, Betreuungspersonal bzw. des Sozialen Dienstes und/oder Mitarbeiter*innen der Hauswirtschaft. Diese können durch Mitarbeiter*innen aus dem Bereich Qualitätsmanagement und aus der Leitungsebene ergänzt und unterstützt werden. Die Hauptzielgruppe des Handbuchs sind somit Beschäftigte in Einrichtungen der stationären Altenpflege. Weiterhin beteiligt werden können Bewohner*innen der beteiligten Einrichtungen sowie deren Angehörige.

1.5 Entwicklung des Praxishandbuchs

Für die Entwicklung des Handbuchs wurden die Ergebnisse und Erfahrungen aller bisherigen PEKo-Projekteinrichtungen mit dem aktuellen nationalen und internationalen Forschungsstand abgeglichen.

Eine vorläufige Version des Handbuchs wurde im Rahmen eines Workshops von Vertreter*innen aus Altenpflegeeinrichtungen, Pflegewissenschaft und Pflegepädagogik diskutiert und anhand der Änderungsvorschläge abschließend überarbeitet. Dieses Praxishandbuch ist somit eine Kombination aus:

- Projekterfahrungen und -ergebnissen,
- deren Bewertung durch Anwender*innen,
- Ergänzung und Bewertung anhand wissenschaftlicher Studien
- sowie der abschließenden Konsentierung der Gesamtergebnisse durch Expert*innen verschiedener pflegerischer Schwerpunktbereiche.

> **Zusätzliche Informationen**
>
> Anhand von sechs leitfadengestützten Interviews mit PEKo-Teammitgliedern aus Projekteinrichtungen wurden die mit den Interventionen verbundenen Ziele mittels Qualitativer Inhaltsanalyse nach Mayring (2015) analysiert und allgemeine Wirkmechanismen von gewaltpräven-

tiven Interventionen abgeleitet. Ergänzend dazu wurde untersucht, welche Veränderungen in Bezug auf die im Projekt entwickelten Maßnahmen wahrgenommen wurden und wie die Interviewpartner*innen deren Erfolg und Durchführbarkeit bewerteten. Zusätzlich wurden fördernde und hemmende Faktoren für die Entwicklung und Umsetzung der Interventionen analysiert.

Alle in den Einrichtungen entwickelten Interventionen wurden in Anlehnung an das TIDieR-Schema (Template for Intervention Description and Replication) (Hoffmann et al., 2014) systematisch ausgewertet und den allgemeinen Wirkmechanismen, die in den Interviews beschrieben wurden, zugeordnet. Inhaltlich und strukturell vergleichbare Interventionen wurden in Kurzbeschreibungen zusammengefasst und von Mitarbeiter*innen der Projekteinrichtungen in einer Online-Befragung hinsichtlich gewaltpräventiver Wirksamkeit, Aufwand und Durchführbarkeit eingeschätzt. Die Ergebnisse wurden mit den Merkmalen und Wirkmechanismen weiterer evidenzbasierter Interventionen (unveröffentlicht Dammermann et al.) verglichen und ergänzt. Gemeinsam bilden sie die Grundlage für die Module zur praktischen Umsetzung (▶ Kap. 5) und die Arbeitshilfen (▶ Kap. 6).

1.6 Anwendung des Praxishandbuchs

Das Ihnen vorliegende Handbuch ist ein praxisorientierter Handlungsleitfaden für die eigenständige Entwicklung und Umsetzung von gewaltpräventiven Maßnahmen. Die Hinweise zur Nutzung des Handbuchs (▶ Kap. 1) sollen Sie dabei unterstützen, sich mit der empfohlenen Projektarbeit vertraut zu machen.

Mit den Hintergrundinformationen zum Thema Gewalt (▶ Kap. 2) können Sie sich in den Themenkomplex einarbeiten, um einen inhaltlichen Überblick über Umfang und Bedeutung des Themas für die Altenpflege zu erhalten. Sie können diese Informationen auch in Ihrer laufenden Projektarbeit aufgreifen und z. B. als theoretische Grundlage für Ihr eigenes Gewaltpräventionskonzept verwenden.

Die in Kapitel 3 beschriebene Vorgehensweise der Projektarbeit basiert auf klaren Grundsätzen, die bereits die Grundpfeiler des Ursprungsprojekts waren und z. B. im Leitfaden »Prävention in stationären Pflegeeinrichtungen« des GKV-Spitzenverbandes (2020) empfohlen werden (▶ Kap. 3). Kernpunkt ist dabei ein partizipativer und möglichst transparenter Ansatz. Die vielfältigen Perspektiven der einbezogenen Berufsgruppen und deren unterschiedliche Berührungspunkte mit dem Thema Gewalt ermöglichen es, individuell auf die unterschiedlichen Bedarfe der Einrichtungen zugeschnittene Interventionen zu entwickeln und umzusetzen.

Die Empfehlungen zur Projektarbeit unterstützen Sie dabei, das Projekt in Ihrer Einrichtung zu starten und umzusetzen. Die dort beschriebenen festen Projektbestandteile *Gewaltpräventionsteam*, *Gewaltpräventionsbeauftragte*r* und *Auftaktveranstaltung* bilden die Grundlage für die partizipative und individuelle Gestaltung des Projektes. Kapitel 4 bietet Ihnen Hinweise zur Evaluation der Projektarbeit sowie den entwickelten und implementierten Interventionen (▶ Kap. 4). Die Module zur praktischen Umsetzung (▶ Kap. 5) enthalten Interventionen und sind so angelegt, dass sie auf Ihre Bedürfnisse und Anforderungen angepasst werden können. Die Arbeitshilfen (▶ Kap. 6) unterstützen Sie mit Leitfragen, Beispielen und weiteren Hintergrundinformationen dabei, diese individuellen Bedarfe und Möglichkeiten zu reflektieren. Das Praxishandbuch soll Sie durch die Projektarbeit leiten und Ihnen Unterstützung bei der individuellen Ausrichtung Ihrer Präventionsstrategie bieten. Die Entwicklung und Einführung eigener, noch nicht beschriebener Maßnahmen ist selbstverständlich möglich und erwünscht.

2 Hintergrundinformationen zum Thema Gewalt

> **Kurzübersicht**
>
> In diesem Kapitel erfahren Sie etwas über:
>
> - verschiedene Formen und Dimensionen von Gewalt
> - Häufigkeiten, Ursachen und Konsequenzen von Gewalt
> - Prävention von Gewalt

Gewalt ist ein Begriff, für den es in der Fachliteratur und im allgemeinen Verständnis keine eindeutige Definition gibt. Laut Weltgesundheitsorganisation (WHO) wird Gewalt von jedem Menschen unterschiedlich erlebt und wahrgenommen (WHO, 2003). Je nachdem, wen Sie fragen, werden Sie unterschiedliche Antworten erhalten, welches Verhalten als akzeptabel eingestuft und was als Gefährdung empfunden wird, sowohl in Ihrem persönlichen als auch in Ihrem beruflichen Umfeld.

Im Zusammenhang mit der Pflege älterer Menschen hat die WHO Gewalt genauer beschrieben als:

> »eine einmalige oder wiederholte Handlung oder das Unterlassen einer angemessenen Reaktion, die im Rahmen einer Vertrauensbeziehung stattfindet und wodurch einer älteren Person Schaden oder Leid zugefügt wird« (WHO, 2022 S. 1, zit. nach Eggert et al., 2017, S. 13)

Anders als bei der allgemeinen Definition von Gewalt ist hier die Absicht der gewaltausübenden Person kein entscheidendes Merkmal. Die Entscheidung, was als Gewalt empfunden wird, soll bei der Person liegen, die unangemessenes Verhalten oder Gewaltereignisse erlebt und nicht bei der Person, die das Verhalten ausübt. Das Erleben von Gewalt ist somit nicht zwingend an eine bewusste aggressive Absicht der Verursachenden geknüpft (Nau et al., 2018). Gewalt zwischen Pflegebedürftigen und Pflegenden kann sich wechselseitig bedingen.

Soziale Beziehungen sind von einem Verhältnis des Gebens und Nehmens gekennzeichnet, das durch eine Pflegebedürftigkeit ins Ungleichgewicht gerät (Brucker & Kimmel, 2017). Wer pflegebedürftig wird, erfährt Abhängigkeit von Dritten. Das kann zu einem Machtgefälle zwischen Pflegenden und Pflegebedürftigen führen und in Gewaltsituationen münden. Indem Sie die Ursachen und Motive für Gewalt in der

Pflege näher betrachten, können Sie häufig auch eine Verbesserung der Pflegebeziehungen erreichen.

2.1 Formen und Dimensionen von Gewalt

Gewalt in der Pflege kann in verschiedenen Formen auftreten. Sie kann alle Beteiligten im Alltag einer Pflegeeinrichtung betreffen und geschieht keineswegs immer absichtlich. Gewalt kann zwischen Beschäftigten einer Einrichtung und den pflegebedürftigen Personen in beide Richtungen auftreten, zwischen pflegenden Angehörigen und Pflegebedürftigen, aber auch innerhalb des Personals selbst bzw. unter Bewohner*innen.

Pflegebedürftige erleben Gewalt nicht nur in körperlicher Form, sondern bereits durch Vernachlässigung, Demütigung, freiheitsentziehende Maßnahmen oder Eingriffe in die Selbstbestimmung (Sulmann & Väthjunker, 2020). Gewalt muss dabei nicht immer von einer Person ausgehen, sondern kann indirekt durch starre Strukturen entstehen, z. B. wenn festgelegte Tagesabläufe in einer Einrichtung nur wenig Spielraum ermöglichen, um individuelle Wünsche zu berücksichtigen.

> Gewaltformen
>
> - Körperliche Gewalt
> - Psychische Gewalt
> - Vernachlässigung
> - Finanzielle Ausnutzung
> - Intime Übergriffe
>
> Betroffene
>
> - Pflegebedürftige Personen
> - Pflegende Angehörige
> - Beschäftigte, z. B. professionell Pflegende
>
> Intention
>
> - Unabsichtlich
> - Absichtlich
>
> (vgl. Sulmann & Väthjunker, 2020)

Zu körperlicher Gewalt gegenüber Pflegebedürftigen zählen unerlaubte oder häufige Anwendung freiheitsentziehender Maßnahmen, die Person grob anzufassen, zu schlagen, kratzen oder zu schütteln bzw. sie unbequem hinzusetzen oder hinzulegen (Sulmann & Väthjunker, 2020; WHO, 2022).

Aspekte psychischer Gewalt zeigen sich durch Missachten und Ignorieren der pflegebedürftigen Personen oder indem sie gedemütigt oder beleidigt werden. Eine speziell für die Altenpflege relevante Form stellt der sogenannte »Elderspeak« (Kemper, 1994) dar. Dabei handelt es sich um eine nicht angemessene Sprachveränderung, die sich an ältere Menschen richtet. Darunter fallen charakteristische Merkmale, wie »Babysprache«, die Nutzung von Kosenamen, unerwünschtes »Duzen« oder eine übergriffige Verwendung von Pronomen (z. B. »wir« gehen jetzt ins Bett) (Bradford, 2009).

Vernachlässigung äußert sich darin, wenn pflegebedürftige Personen eine unzureichende medizinische oder pflegerische Versorgung erfahren. Eine mangelnde Unterstützung im Alltag, z. B. bei der Nahrungsaufnahme, sowie das Übergehen emotionaler Bedürfnisse sind ebenfalls Anzeichen von Vernachlässigung.

Die finanzielle Ausnutzung beinhaltet, wenn pflegebedürftige Personen zu Geldgeschenken überredet werden, ihnen Geld oder Wertgegenstände entwendet oder unbefugt auf ihr persönliches Vermögen zugegriffen wird.

Bei intimen Übergriffen wird das Schamgefühl der Pflegebedürftigen oder ihre Intimsphäre verletzt, dazu zählen sexuelle Andeutungen oder auch das Erzwingen oder Verlangen von Intimkontakten.

2.2 Häufigkeit von Gewaltereignissen in der Pflege

Gewalt gegenüber Pflegebedürftigen, aber auch gegenüber Pflegenden, findet nach einer Umfrage unter Pflegefachpersonen und Auszubildenden sektorenübergreifend alltäglich statt (Weidner et al., 2017). Mindestens jede*r zehnte Pflegende berichtet solche Erfahrungen aus den letzten drei Monaten. Fast ein Drittel gibt an, dass Interventionen gegen den Willen von Patient*innen, Bewohner*innen sowie Pflegebedürftigen üblich sind. Solche gewaltbezogenen Situationen und Erfahrungen werden in den Einrichtungen häufig nur unzureichend dokumentiert und nicht systematisch aufgearbeitet.

Für den Bereich der stationären Altenpflege gibt es eine Übersicht zur Häufigkeit von Gewaltereignissen gegenüber älteren Pflegebedürftigen für verschiedene Länder in Europa, den USA und den Nahen Osten (Yon et al., 2018). Rund zwei Drittel der befragten Pflegenden gaben hierbei an, im letzten Jahr mindestens eine Form von Gewalt gegenüber Pflegebedürftigen ausgeübt zu haben, am häufigsten davon, mit rund einem Drittel, psychische Gewalt. Auch Pflegebedürftige bzw. stellvertretend deren Angehörige gaben Auskunft über erlebte Gewalt. Hier war ebenso mit rund einem Drittel die psychische Gewalt am häufigsten. Pflege- und Betreuungspersonen in Deutschland nannten für die letzten vier Wochen in Bezug auf Gewaltereignisse zwischen Pflegebedürftigen ebenso am häufigsten psychische Gewalt mit rund zwei Dritteln (Goergen et al., 2020).

Häufig können betroffene Pflegebedürftige sich nicht selbst zu ihren Erlebnissen äußern oder scheuen sich, über Gewalt durch Personen zu berichten, auf die sie angewiesen sind (Blättner & Grewe, 2017; Brucker & Kimmel, 2017). Viele pflegebedürftige Personen und Pflegende fühlen sich mit ihren Gewalterfahrungen allein gelassen und schämen sich, Opfer von Gewalt geworden zu sein. Die Dunkelziffer ist hoch und Betroffene suchen selten professionelle Hilfe.

Pflegende in der stationären Altenpflege gaben Auskunft zu Gewalt, die sie erlebt haben (Schultes et al., 2021). Im Vergleich zu Pflegenden aus dem Krankenhaus oder der Behindertenhilfe waren sie am häufigsten von täglicher körperlicher und verbaler Gewalt betroffen, wie Beschimpfen, Kneifen und Kratzen, Schlagen oder Bedrohen sowie zu einem geringeren Anteil von sexueller Belästigung (Schablon et al., 2018).

2.3 Ursachen von Gewalt

Mögliche Einflussfaktoren für das Auftreten von Gewalt in der Pflege liegen auf der Ebene der einzelnen Beteiligten, wie den pflegebedürftigen Personen und den Pflegenden. Es gibt ein erhöhtes Risiko für Gewaltereignisse, wenn Bewohner*innen kognitive Einschränkungen haben, aggressives Verhalten zeigen, sozial isoliert sind und in den Alltagsaktivitäten einen erhöhten Unterstützungsbedarf haben (Visel et al., 2020). Auf Seite des Personals wirken sich die persönliche Einstellung, wie das eigene professionelle Verständnis von Arbeit, mangelnde Identifikation mit dem Beruf, Wertevorstellungen und der Umgang mit Stress, unzureichende Bewältigungsstrategien, schlechte Vorerfahrungen und unzureichende fachliche Qualifikation, negativ aus (Visel et al., 2020).

Darüber hinaus darf Gewalt nicht als Problem von einzelnen Personen oder Einrichtungen gesehen werden, da gesellschaftliche Institutionen und Organisationen generell ein Gewaltpotential bergen (Visel et al., 2020).

Überall dort, wo Menschen mit unterschiedlichen Machtbefugnissen über einen längeren Zeitraum miteinander in Beziehung treten und in einem Abhängigkeitsverhältnis zueinander stehen, wie z. B. in Pflegeeinrichtungen, sollte ein Schwerpunkt auf der Gewaltprävention liegen. Hiermit sind Strukturen, Leitbilder sowie Leitungs- und Teamkulturen gemeint, aber auch das Ausmaß zur Möglichkeit der Beteiligung, Teilhabe und Kritik in der Einrichtung.

2.4 Folgen von Gewalt

Gewalt gegen Pflegebedürftige verstößt gegen die Menschenrechte. Von Gewalt betroffene Bewohner*innen sind teilweise in ihrer psychischen und physischen Gesundheit schwer beeinträchtigt, ihre Lebenserwartung wird reduziert und die gesundheitsbezogene Lebensqualität gesenkt (Blättner & Grewe, 2017).

Pflegende in der stationären Altenpflege, die Gewalt erlebt hatten, empfanden am häufigsten Ärger und Wut, gefolgt von Hilflosigkeit, Angst und Selbstzweifeln sowie Enttäuschung (Schablon et al., 2018). Als Konsequenz waren sie vorsichtiger, aufmerksamer und angespannter. Sie hatten weniger Freude an der Arbeit und an der Interaktion mit den Pflegebedürftigen. Zudem litten sie unter körperlichen Folgen der Gewalt mit Schmerzen sowie Verletzungen, die mitunter pflegerisch oder ärztlich versorgt werden mussten.

2.5 Gewaltprävention in der Pflege

Der Begriff *Prävention* bezeichnet im Gesundheitswesen zielgerichtete Interventionen und Aktivitäten, um Krankheiten oder gesundheitliche Schädigungen zu vermeiden, das Risiko einer Erkrankung zur verringern oder ihr Auftreten zu verzögern.

> **Zusätzliche Informationen**
>
> Entsprechende Maßnahmen werden laut der klassischen Definition von Prävention nach dem Zeitpunkt ihres Einsatzes unterschieden, als primäre (Vorbeugung der Entstehung von Krankheiten), sekundäre (Früherkennung von Erkrankungen) oder tertiäre Prävention (Milderung von Krankheitsfolgen im Sinne der Rehabilitation). Eine weitere Zuordnung orientiert sich daran, woran entsprechende Maßnahmen ansetzen: am individuellen Verhalten der Personen (Verhaltensprävention) oder an den Lebensverhältnissen (Verhältnisprävention) (Bundesministerium für Gesundheit, 2019).

Gewaltprävention in der Pflege setzt sowohl am individuellen Verhalten als auch bei den Lebens- bzw. Arbeitsbedingungen an. In diesem Handbuch werden beide Bereiche abgedeckt:

- *Verhaltensprävention:* durch die Module »Sensibilisierung und Information«, »Kommunikation und Teamzusammenarbeit«, »Selbstreflexion und Person-zentrierte Pflege« sowie »Handlungssicherheit«

- Verhältnisprävention: durch das Modul »Nachhaltigkeit und Qualitätssicherung«

Obwohl Gewaltprävention grundsätzlich der primären Prävention zuzuordnen ist, ist diese Einordnung nur bedingt geeignet. Daher ist es sinnvoll, die Unterscheidung in *indizierte, selektive und universelle Prävention* (Haggerty & Mrazek, 1994) zu erweitern.

> **Zusätzliche Informationen**
>
> - Die indizierte Prävention richtet sich an Personen, bei denen individuell gesicherte Risikofaktoren für eine bestimmte Erkrankung (oder Gewaltpotentiale im Kontext der Gewaltprävention) vorliegen.
> - Die selektive Prävention richtet sich an Gruppen mit erhöhten, empirisch bestätigten Risiken für Gesundheitsrisiken (beispielsweise infolge von Gewaltereignissen).
> - Die universelle Prävention richtet sich an ganze Populationen oder Teile davon und umfasst Maßnahmen, welche für die allgemeine Bevölkerung positiv sind, um künftige Probleme zu verhindern. Diese sind in vielen Fällen ohne professionelle Hilfe anwendbar, z. B. eine angemessene Ernährung oder die im Kontext eines Gewaltpräventionsprojektes entwickelten Interventionen. Der Nutzen der Maßnahmen steht hierbei in einem besonders positiven Verhältnis zum Aufwand (Haggerty & Mrazek, 1994).

Übertragen auf ein Gewaltpräventionsprojekt ergeben sich daraus folgende Zielrichtungen:

- *Indizierte Prävention:* Betreuung von Personen, denen Gewalt widerfahren ist
- *Selektive Prävention:* riskante Situationen identifizieren und Lösungen suchen
- *Universelle Prävention:* die Einrichtung »gewaltarm« machen

Zusammenfassend zielt Gewaltprävention darauf ab, das individuelle Verhalten so zu beeinflussen, dass alle Beteiligten in gewaltbegünstigenden Situationen betreut, vorbeugend sensibilisiert und durch Aufzeigen von Handlungsalternativen geschult werden, um ein möglichst gewaltarmes Lebens- und Arbeitsumfeld zu schaffen. Die Projektarbeit soll sowohl die Lebenswelt der pflegebedürftigen Personen als auch das Arbeitsumfeld der Beschäftigten in Einrichtungen der stationären Altenpflege positiv beeinflussen.

Lernerfolgskontrolle

Reflexionsfragen zur Lernerfolgskontrolle:

- Welche Formen von Gewalt in der Pflege gibt es?
- Welche Ursachen kann Gewalt (in der Pflege) haben?
- Welches Ziel hat indizierte, selektive und universelle Prävention?

Fragen zur Eigenreflexion:

- Was verstehe ich als Gewalt?
- Wo gerate ich an meine Grenzen?
- Was macht es mit mir, wenn ich Gewalt (in der Pflege) erlebe?

3 Projektarbeit

> **Kurzübersicht**
>
> In diesem Kapitel erfahren Sie etwas über:
>
> - Voraussetzungen zur Umsetzung eines Gewaltpräventionsprojektes in Ihrer Einrichtung
> - Empfehlungen anhand vorheriger Projekterfahrungen zur erfolgreichen Umsetzung
> - Förderliche und hinderliche Faktoren für eine Projektumsetzung

3.1 Empfohlene Projektkomponenten

3.1.1 Durchführung des Projektes

Anhand der Projektvorerfahrungen empfehlen wir, das Thema Gewaltprävention als Projekt zur partizipativen Organisationsentwicklung zu verstehen. Hierfür bietet sich eine Projektlaufzeit von 12 Monaten an. Während der Projektlaufzeit sollen Interventionen zur Vermeidung und zum Umgang mit Gewalt entwickelt und nachhaltig in die Einrichtungsstruktur Ihrer Einrichtung eingeführt werden. Das Gewaltpräventionsprojekt strebt hierbei eine Organisationsentwicklung im Sinne einer Kulturveränderung an, die sowohl auf der Verhältnis- als auch auf der Verhaltensebene ansetzt (► Kap. 2.5).

> **Zusätzliche Informationen**
>
> Der Ansatz der partizipativen Organisationsentwicklung ist
>
> - eine universelle Präventionsstrategie.
> - eine Vorgehensweise für einen geplanten, zielgerichteten, langfristigen und einrichtungsumfassenden Wandel von Organisationen.

Ziel ist es, Interventionen zu entwickeln, die

- gemeinsam unter Beteiligung aller in der Einrichtung arbeitenden Professionen (z. B. Pflege-, Betreuungs- und Therapiepersonal, Leitungen) entwickelt werden, sodass eine nachhaltige Implementierung gewährleistet ist. Ebenso können Bewohner*innen und deren Angehörige in die Interventionsentwicklung einbezogen werden.
- darauf abzielen, Handlungssicherheit und -alternativen für alle potenziell Betroffenen und Verantwortlichen in Ihrer Einrichtung zu schaffen.

Entsprechend der in Kapitel 1.2 dargestellten Grundprinzipien (einrichtungsspezifische Vorgehensweise, Partizipation, Transparenz, Nachhaltigkeit) wurden die folgend dargestellten empfohlenen Interventionskomponenten des Projektes PEKo entwickelt (▶ Kap. 1.2).

- *Gewaltpräventionsbeauftragter* (im Folgenden *PEKo-Beauftragte*r*) – als Ansprech- und Beratungsinstanz nach innen und außen
- *Einrichtungsinterne Gewaltpräventionsteam-Treffen* (im Folgenden *PEKo-Team-Treffen*) – zur Planung und Umsetzung einrichtungsspezifischer Interventionen zur Vermeidung von Gewalt und dem Umgang mit dieser
- *Projekt-Auftaktveranstaltung* – als »Kick-off« des Projektes, um alle Beteiligten in der Einrichtung über das Projekt zu informieren

3.1.2 PEKo-Beauftragte*r

Die oder der PEKo-Beauftragte fungiert in Ihrer Einrichtung als Multiplikator*in zur Organisation des Projektes.

Hinweise für die Umsetzung

Welche Aufgaben hat die*der PEKo-Beauftragte?

- Administration/Management-Tätigkeiten: Planung und Organisation einrichtungsinterner PEKo-Team-Treffen
- Kommunikation nach innen und außen: Unterstützung bei Planung und Umsetzung der Maßnahmen

Welche Kompetenzen sollte die*der PEKo-Beauftragte mitbringen?

- Veränderungsbereitschaft: Offenheit für Veränderungen und Motivation, Veränderungen in Ihrer Einrichtung zu initiieren
- Kompetenzen des Veränderungsmanagements: Managementfertigkeiten und -fähigkeiten, ggf. Erfahrungen in der Planung und Organisation von Steuerungsgruppen oder Zirkelarbeit, kommunikative Kompetenzen

3.1.3 PEKo-Team – einrichtungsinterne Team-Treffen

Damit Gewaltprävention effektiv in Ihrer Einrichtung wirken kann, müssen Interventionen bedarfsgerecht geplant, umgesetzt und implementiert werden. In möglichst *monatlichen einrichtungsinternen PEKo-Team-Treffen* (vergleichbar mit Steuerungsgruppen oder Zirkelarbeit) können nach den jeweiligen Bedarfen und Bedürfnissen Ihrer Einrichtung Interventionen entwickelt, umgesetzt und anschließend in ein Konzept überführt werden.

Die PEKo-Team-Treffen sollten von gegenseitigem Vertrauen und Verschwiegenheit geprägt sein (eine entsprechende Handlungshilfe, wie beispielsweise das erste PEKo-Team-Treffen gestaltet sein kann, finden Sie in der Arbeitshilfe »Gemeinsamer Gewaltbegriff« (▶ Kap. 6.1.1)). Je nach Ihrem Ermessen und den Bedarfen organisieren Sie selbst die Gestaltung und die Häufigkeit von PEKo-Team-Treffen.

> **Hinweise für die Umsetzung**
>
> Wie sollte das PEKo-Team zusammengesetzt sein?
>
> - Multiprofessionelle Besetzung anhand der in der Einrichtung beschäftigten Berufsgruppen
> - drei bis max. acht Mitarbeiter*innen
> - Möglichst flache Hierarchien (da ggf. aus Angst vor arbeitsrechtlichen Konsequenzen nicht offen über Gewalt gesprochen wird)
>
> Welche Aufgaben hat das PEKo-Team?
>
> - Teilnahme an den PEKo-Team-Treffen
> - Mitwirkung an der Planung und Umsetzung einrichtungsspezifischer Interventionen
> - Entscheidungen vorbereiten bzw. treffen:
>   – Welche Interventionen werden für Ihre Einrichtung geplant?
>   – Wie werden diese Interventionen in Ihrer Einrichtung umgesetzt?
>
> Welche Kompetenzen sollten die PEKo-Teammitglieder mitbringen?
>
> - Veränderungsbereitschaft: Offenheit für Veränderungen und Motivation, an Veränderungen mitzuwirken sowie die Bereitschaft zur Fort- und Weiterbildung, Lernbereitschaft
> - Kompetenzen des Veränderungsmanagements: kommunikative und partizipative Kompetenzen, Fähigkeiten zur aktiven Beteiligung bei der Planung und Umsetzung von Veränderungen

3.1.4 Projekt-Auftaktveranstaltung

Die Projekt-Auftaktveranstaltung dient dazu, das Projekt in der Einrichtung bekannt zu machen und hinsichtlich des Themas Gewalt in der Pflege zu sensibilisieren. Sie ist als eine Art Projektstart/Kick-off zu verstehen.

> **Hinweise für die Umsetzung**
>
> Wer sollte an der Auftaktveranstaltung teilnehmen?
>
> - Möglichst viele Mitarbeiter*innen
> - Ggf. Bewohner*innen und deren Angehörige
>
> Wie kann die Auftaktveranstaltung gestaltet werden?
>
> - Freie Gestaltung der Auftaktveranstaltung
> - Ggf. Nutzung der Auftaktveranstaltung zur Gewinnung von PEKo-Teammitgliedern

3.2 Förderliche und hinderliche Faktoren für die Umsetzung

Die Entwicklung und Umsetzung des Projektes in Ihrer Einrichtung ist als eine Art »Startschuss« in eine qualitätsfördernde und gesunderhaltende Einrichtungszukunft im Sinne der Prävention von Gewalt zu verstehen. Bei der Durchführung und Umsetzung des Projektes sollte Ihnen bewusst sein, dass es sich einerseits um ein Projekt handelt, das einen Kulturwandel in Ihrer Einrichtung herbeiführen soll und für dessen Erreichung nachhaltige Prozess- und Strukturveränderungen nötig sein können. Andererseits gilt es, für solch einen beginnenden Kulturwandel entsprechende Ressourcen in personeller und zeitlicher Hinsicht einzuplanen.

Die wichtigste Ressource für eine nachhaltige Zielerreichung ist die Veränderungsbereitschaft und Reflexionsfähigkeit der Durchführenden. Nur so kann ein langfristiger Kulturwandel erreicht werden, der die Gesunderhaltung und Zufriedenheit aller Beteiligten stärkt. Ihnen sollte bewusst sein, dass Sie mit der Thematisierung von Gewalt in der Pflege etwas Gutes bewirken, Sie allerdings auch an Grenzen stoßen können, da es sich um ein Tabuthema handelt. Es kann gerade bei diesen Grenzerfahrungen, die z. B. anhand persönlicher Berichte im PEKo-Team angesprochen und reflektiert werden, zu emotionalen Schwankungen im Projekt und auf individueller Ebene kommen. Diese gilt es zuzulassen, auszuhalten und auch aktiv anzugehen.

Aufgrund der zeitlichen und emotionalen Komponente empfehlen wir Ihnen, zeitgleich keine anderen Projekte zu beginnen. Dies könnte das Ziel des Projektes gefährden und auch zu Unzufriedenheit führen. Ebenso empfehlen wir Ihnen, offen und lösungsorientiert mit dem Thema umzugehen – und zwar mit der Botschaft und Haltung »*Gewalt in der Pflege gibt es – wie überall in der Gesellschaft. Wir nehmen uns diesem Thema allerdings präventiv und aus einem Qualitätsbewusstsein heraus an*«. Auf Schuldzuweisungen sollte verzichtet werden. Dieser offene Umgang mit dem Thema reduziert die Gefahr, dass Sie mit der folgenden Botschaft und Frage konfrontiert werden: *»Gewalt in der Pflege – haben Sie ein Problem damit in Ihrer Einrichtung?«* Eine wichtige Schlussfolgerung aus unserer Projekterfahrung und anhand der Berichte aus der Praxis:

> Trauen Sie sich, dass Tabuthema Gewalt in der Pflege anzugehen. Es lohnt sich nachhaltig für Sie als Einrichtung, für Sie als Mensch, für Ihre Kolleginnen und Kollegen, für die Bewohnerinnen und Bewohner Ihrer Einrichtung und deren Angehörige!

Lernerfolgskontrolle

Reflexionsfragen zur Lernerfolgskontrolle:

- Wie sollte das Projektteam zusammengesetzt sein und welche Aufgaben hat es?
- Welche förderlichen Faktoren für eine Projektumsetzung gibt es?
- Welche hinderlichen Faktoren für eine Projektumsetzung gibt es?

Fragen zur Eigenreflexion:

- Was ist in meiner/unserer Einrichtung ein Hindernis für eine gelingende Projektumsetzung?
- Was sind in meiner/unserer Einrichtung förderliche Faktoren für eine gelingende Projektumsetzung?

4 Evaluation gewaltpräventiver Interventionen

> **Kurzübersicht**
>
> In diesem Kapitel erfahren Sie etwas über:
>
> - Evaluationstypen allgemein
> - Möglichkeiten zur Evaluation der Implementierung der umgesetzten Interventionen in Ihrer Einrichtung, der Projektarbeit an sich sowie der Häufigkeit von Gewaltereignissen

Bevor in den folgenden Kapiteln mögliche gewaltpräventive Interventionen vorgestellt werden, möchten wir Ihnen in diesem Kapitel Ansätze zur Evaluation der Projektarbeit vorstellen. So können Sie Aussagen darüber erhalten, ob Sie Ihre Ziele erreicht haben und ob die ausgewählten Maßnahmen angemessen waren.

Eine solche systematische Evaluation soll positive Auswirkungen des Projekts bzw. der implementierten Interventionen, aber auch mögliche Schwachstellen aufdecken und schafft einen Ausgangspunkt für eine Optimierung der entwickelten Präventionsstrategie. Je nach Zeitpunkt der Evaluation lassen sich unterschiedliche Evaluationstypen unterscheiden. Eine Strategieevaluation findet bereits vor der Umsetzung des Projekts, eine Prozessevaluation während der Projektlaufzeit und die Ergebnisevaluation zum Abschluss des Projekts statt (Loss et al., 2010).

> **Zusätzliche Informationen**
>
> Eine Strategieevaluation kann z. B. die Fragestellungen enthalten, ob eine Bedarfs- und Bedürfnisanalyse stattgefunden hat oder ob realistische Ziele und die passende Zielgruppe gewählt wurden. Die Strategieevaluation ermöglicht es, bereits in der Planungsphase mögliche Schwachstellen zu identifizieren und vereinfacht somit die Umsetzung der geplanten Maßnahmen.
>
> Eine Prozessevaluation kann sich mit den Fragestellungen befassen, ob die Maßnahmen wie geplant umgesetzt werden und z. B. wie viele Mitarbeiter*innen eine angebotene Schulung nutzen. Durch die Prozessevaluation können fördernde und hemmende Einflussfaktoren bei der

> Umsetzung erkannt und zeitnah Anpassungen vorgenommen werden. Zudem wird eine bessere Einordnung der Erkenntnisse aus der Ergebnisevaluation ermöglicht.
> Eine Ergebnisevaluation überprüft den Erfolg bzw. die Auswirkung der umgesetzten Maßnahmen. Sie beschäftigt sich z. B. mit der Fragestellung, inwieweit sich das Wissen und/oder Verhalten der Zielgruppe verändert hat oder ob es Veränderungen von Strukturen oder auch von Gewaltereignissen gab. Sie erhalten Informationen darüber, ob die Maßnahmen weitergeführt, wiederholt, angepasst oder beendet werden sollten (Loss et al., 2010).

4.1 Strategieevaluation

Die im folgenden Kapitel 5 dargestellten Interventionen enthalten jeweils Hinweise, worauf bei der Planung der Entwicklungs- und Umsetzungsphase der Intervention geachtet werden sollte. Sie bieten somit Ansatzpunkte für eine Strategieevaluation. Die zusätzlich verfügbaren Arbeitshilfen vereinfachen eine strukturierte Entwicklung der Interventionen (▶ Kap. 6). Zur Strategieevaluation gehört auch die gründliche Überlegung zu Beginn des Projekts, welche Ressourcen für die Projektarbeit aufgewendet werden und welche Strukturen geschaffen werden müssen.

4.2 Prozessevaluation

Zusätzlich zu kurzen Ergebnisprotokollen von PEKo-Team-Treffen kann es sinnvoll sein, Rahmendaten und Rückmeldungen zur Umsetzung von Maßnahmen schriftlich festzuhalten. Hierzu können Sie z. B. bei der Durchführung einer Präventionsschulung die Dauer und Anzahl der Teilnehmer*innen dokumentieren und festhalten, welche Schulungsteile kürzer oder länger gedauert haben als geplant. Zudem können Sie am Ende alle Teilnehmer*innen um ein Feedback bitten und dieses kurz notieren. Wenn Sie die Maßnahme zu einem späteren Zeitpunkt wiederholen wollen, können Sie diese anhand ihrer Notizen optimieren.

Ein Teil der Prozessevaluation stellt die Evaluation der Reichweite der Interventionen dar. Ziel ist es hierbei, zu erfassen, ob und in welchem Ausmaß die Zielgruppen mit den eingeführten Interventionen erreicht wurden. Dazu empfehlen wir folgende Fragen zu stellen:

- Was hat sich durch das Gewaltpräventionsprojekt in unserer Einrichtung verändert? Welche Maßnahmen wurden in unserer Einrichtung durchgeführt? (Falls Ihnen nichts bekannt ist, schreiben Sie bitte »keine« auf.)
    - Bei einem Fragebogen empfehlen wir, anschließend Freizeilen für individuelle Antworten einzufügen.
    - Zwar können Sie die jeweiligen Interventionen auch aufzählend darstellen und mit den Ausprägungen »ist mir bekannt« oder »ist mir nicht bekannt« erfragen, allerdings regt die Freitextfrage dazu an, zu erfragen, ob überhaupt Maßnahmen und Interventionen in der gesamten Einrichtung bekannt sind.

Auch wenn die Reichweitenbefragung der Prozessevaluation zuzuordnen ist, bietet sich eine Erhebung zu Ende des Projekts an, die dann mit der Ergebnisevaluation kombiniert werden kann. Sollte sich in der Reichweitenbefragung zeigen, dass einige Interventionen nicht bekannt sind, können Sie daraus Rückschlüsse auf die Erkenntnisse der Ergebnisevaluation ziehen. Wenn z. B. die Mehrheit der Mitarbeiter*innen angibt, die Gewaltpräventionsschulung nicht zu kennen und sie diese daher auch nicht besucht haben, könnte dies ein Grund dafür sein, warum sich viele Mitarbeiter*innen im Umgang mit Gewaltereignissen nicht sicherer fühlen als vor Projektbeginn.

4.3 Ergebnisevaluation

Einen hohen Stellenwert in der Projektevaluation nimmt zumeist die Ergebnisevaluation ein. Da es sich, wie bereits beschrieben, beim Themenkomplex »Gewalt(-prävention) in der Pflege« um ein Tabuthema handelt, welches durch die empfohlenen Projektkomponenten und Interventionen enttabuisiert werden soll, ist die Evaluation der diesbezüglichen Projektarbeit ein möglicher Schritt, um in Erfahrung zu bringen, ob die entwickelten und umgesetzten Interventionen in Ihrer Einrichtung nicht nur bekannt sind, sondern auch zu Veränderungen geführt haben. Aufgrund der Sensibilität des Themas sollte die Evaluation, insbesondere die Erhebung der Gewalthäufigkeit, anonymisiert durchgeführt werden, da hierbei Bedenken der Befragten bzgl. einer Rückverfolgbarkeit der Daten bestehen könnten. Dies ermöglicht einerseits möglichst »ehrliche« Antworten, andererseits aber auch genügend Daten, um den eigenen Projektverlauf evaluieren und ggf. Anpassungen vornehmen zu können. Prinzipiell können Sie alle Beteiligten in Ihrer Einrichtung befragen – Beschäftigte, Bewohnende und deren Angehörige. Dies lässt sich am besten durch einen papierbasierten und/oder digitalen Fragebogen umsetzen. Die Befragung kann z. B. in einem Teammeeting und/oder einem Bewohnenden-/Angehörigentreffen erfolgen. Allerdings gilt es, die eingangs erwähnte Sensibilität des Themas zu bedenken und möglichst offen zu kommunizieren.

4.3.1 Evaluation der wahrgenommenen Veränderung

Zur Evaluation des Wissens über Projektkomponenten und zur subjektiven Einschätzung von wahrgenommenen Veränderungen empfehlen wir nach den Inhalten zu fragen, die sie evaluieren möchten, und diese anhand verschiedener Ausprägungen bewerten zu lassen. Ein Beispiel, wie die Erhebung aussehen könnte, finden Sie in Tabelle 1 (▶ Tab. 1).

Tab. 1: Fragebogen zur Evaluation der wahrgenommenen Veränderungen (eigene Zusammenstellung)

Bei den folgenden Aussagen sind wir an Ihrer Einschätzung interessiert. Bitte kreuzen Sie bei jeder Aussage an, inwieweit sie auf Sie zutrifft.	Trifft nicht zu	Trifft eher nicht zu	Trifft eher zu	Trifft voll zu
Ich kenne die Aufgaben des PEKo-Teams.	☐	☐	☐	☐
Ich kenne das Gewaltpräventionskonzept.	☐	☐	☐	☐
Ich weiß, wen ich ansprechen kann, wenn mir Gewalt widerfahren ist, ich Gewalt beobachtet habe oder wenn ich selbst Gewalt ausgeübt habe.	☐	☐	☐	☐
Ich fühle mich sicherer im Umgang mit Gewaltsituationen als vor einem Jahr.	☐	☐	☐	☐
Im vergangenen Jahr wurde in unserer Einrichtung häufiger über Gewalt und Gewaltprävention gesprochen als im Jahr zuvor.	☐	☐	☐	☐
Das Projekt PEKo hat Auswirkungen auf meine tägliche Arbeit.	☐	☐	☐	☐

Ergänzend können Sie z. B. noch folgende Aussagen bewerten lassen:

- Wie häufig war das Thema Gewalt und der Umgang mit Gewaltsituationen im letzten Jahr Inhalt von Teamsitzungen, Fallbesprechungen, Supervision oder Ähnlichem? Diese Aussage können Sie mit den Ausprägungen »nie«, »selten«, »oft« oder »immer« bewerten lassen.
- Haben Sie im vergangenen Jahr an Informationsveranstaltungen oder Schulungen/Fortbildungen teilgenommen, bei denen es ganz oder zum Teil um Gewalt ging? Diese Aussage können Sie mit den Ausprägungen »ja, mehrfach«, »ja, einmalig« oder »nein« bewerten lassen.
- Ebenso empfiehlt es sich für ggf. weitere Aktivitäten abschließend noch folgende offene Frage zu stellen: Welche weiteren Maßnahmen zur Gewaltprävention sollten Ihrer Meinung nach in Ihrer Einrichtung geplant und umgesetzt werden?

4.3.2 Evaluation der gewaltpräventiven Effekte

Zur Evaluation der Häufigkeit (Prävalenz) von Gewaltereignissen werden drei Vorgehensweisen empfohlen. Diese können entweder einzeln oder parallel durchgeführt werden.

1. *Evaluation anhand von Gewaltmeldungen*
   Sofern Sie die Intervention »Meldewesen« in einer frühen Projektphase entwickelt und implementiert haben, können Sie diese im Sinne eines Controllings (allerdings nicht im Sinne einer Kontrolle) nutzen, um zu bewerten, ob sich die Häufigkeit gemeldeter Gewaltvorfälle im Projektverlauf verändert hat. Bei der Auswertung ist zu bedenken, dass eine Zunahme von Gewaltmeldungen nicht zwingend eine tatsächliche Zunahme von Gewaltereignissen bedeuten muss, sondern auch auf eine höhere Bereitschaft, Gewaltereignisse zu berichten, zurückgeführt werden kann.
2. *Evaluation mittels eines eigenen Fragebogens anhand des gemeinsamen Gewaltbegriffs*
   Sofern Sie die Intervention »gemeinsamer Gewaltbegriff« entwickelt und implementiert haben, können Sie die darin integrierten Gewaltformen, -dimensionen und -richtungen als Grundlage nutzen, um deren Häufigkeit zu erfragen. Dies kann ggf. als Vorher-Nachher-Vergleich (bspw. zu Projektbeginn und zu Projektende) erfolgen, sofern Sie die Intervention »gemeinsamer Gewaltbegriff« bereits zu Beginn des Projektes entwickelt und in Ihrer Einrichtung bekannt gemacht haben.
   Eine Beispielfrage kann sein: »Wie häufig haben Sie in den letzten 12 Monaten erlebt, dass ein*e Beschäftigte*r (bzw. Bewohner*in/Angehörige) Sie angeschrien hat?« Diese Frage könnte mittels der Ausprägungen »nie«, »seltener als monatlich«, »eher monatlich«, »eher wöchentlich« oder »eher täglich« beantwortet werden.
3. *Evaluation mittels eines wissenschaftlich entwickelten Befragungsinstruments*
   Prinzipiell empfiehlt es sich, ein wissenschaftlich entwickeltes Befragungsinstrument zur Evaluation der Häufigkeiten von Gewaltereignissen zu nutzen. Die Anwendung und v. a. die Auswertung eines solchen Instruments kann allerdings sehr komplex sein und es empfiehlt sich, sich hierzu mit Expert*innen zu beraten und die Auswertung von diesen durchführen zu lassen. Ein entsprechendes Instrument wird gerade im Rahmen des Gewaltpräventionsprojektes PEKo entwickelt und getestet. Sprechen Sie uns dazu gerne an.

Lernerfolgskontrolle

Reflexionsfragen zur Lernerfolgskontrolle:

- Wie ermittle ich die Reichweite der Projektmaßnahmen im Team?
- Wie können die wahrgenommenen Veränderungen im Team untersucht werden?

Fragen zur Eigenreflexion:

- Warum möchte ich/die Einrichtung wissen, wie oft es zu welcher Gewaltform kommt und/oder was ich dagegen tun kann?
- Welches Erkenntnisinteresse habe ich/die Einrichtung in Bezug auf das Thema Gewalt(-prävention)?
- Welche Evaluation ist für das zugrundeliegende Erkenntnisinteresse die richtige und welche ist in der Einrichtung umsetzbar?

5 Module zur praktischen Umsetzung

> **Kurzübersicht**
>
> In diesem Kapitel erfahren Sie etwas über:
>
> - auswählbare Interventionen zur Gewaltprävention
> - notwendige Ressourcen und angestrebte Wirkung der auswählbaren Interventionen
> - Empfehlungen zur Entwicklung, Umsetzung und Implementierung der gewählten Interventionen

Die nachfolgenden Kapitel umfassen eine Beschreibung und einführende Erläuterung der verschiedenen Interventionen, die im Projektverlauf umgesetzt werden können. Die entsprechenden Maßnahmen sind übergeordneten Modulen zugeordnet, welche die Zielsetzung der jeweiligen Intervention charakterisieren.

Es gibt folgende Module:

- Sensibilisierung und Information
- Kommunikation und Teamzusammenarbeit
- Selbstreflexion und Person-zentrierte Pflege
- Handlungssicherheit
- Nachhaltigkeit und Qualitätssicherung

Es ist empfehlenswert, mit der Entwicklung von *Sensibilisierungs- und Informationsstrategien* zu beginnen. Die Verankerung der Maßnahmen in Form eines verschriftlichen Konzeptes aus dem Modul *Nachhaltigkeit und Qualitätssicherung* sollte eher zum Schluss der Projektarbeit stattfinden. Dort können im Projektverlauf erarbeitete Maßnahmen sinnvoll eingebettet werden. Die übrigen Module können in ihrer Reihenfolge nach den individuellen Bedürfnissen und Bedarfen sowie der Planung im Team variabel eingesetzt werden. Für eine gemeinsame Strukturierung des Arbeitsprozesses bietet sich die in Abbildung 2 aufgeführte Methodik an. Hier sehen Sie außerdem einen beispielhaften Projektablauf, der sich an fünf Grundfragen der Verhaltens- und Verhältnisprävention orientiert.

Abb. 2:
Empfohlener Projektablauf und zugrundeliegende Fragen für die Arbeit mit dem Praxishandbuch (eigene Darstellung)

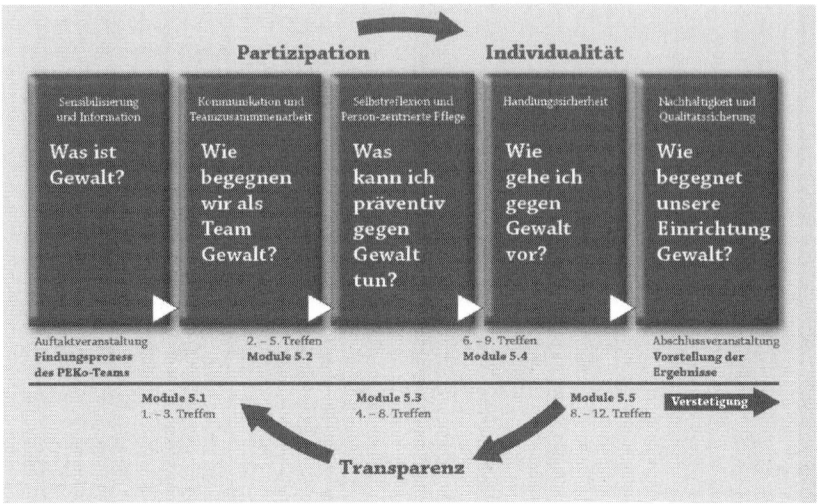

Der Projektablauf sollte stets von diesen grundlegenden Fragen geleitet und begleitet werden. Abgerundet wird das Ganze durch die Faktoren *Partizipation*, *Individualität* und *Transparenz*. Persönliche Vorstellungen der PEKo-Teammitglieder aus den verschiedenen Fachbereichen, aber auch die einrichtungsspezifischen Bedürfnisse und Bedarfe sowie der Austausch mit weiteren Kolleg*innen fördern die gemeinsame Arbeit und deren Ergebnisse. Gerne können auch Bewohner*innen und deren Angehörige in die Entwicklung und besonders auch die Durchführung der Interventionen einbezogen werden.

> Dieses Vorgehen ist nur eine Empfehlung. Fühlen Sie sich frei, die zeitliche Abfolge selbst festzulegen, wenn Sie eine andere Reihenfolge bevorzugen. Sie sind die Expert*innen in Ihrer Einrichtung. Ebenso ist es möglich, dass unterschiedliche Interventionen parallel entwickelt und umgesetzt werden, die Grenzen sind dabei fließend und abhängig von Ihrer Planung und Umsetzung des Projekts.

In einem Team-Treffen können also auch mehrere Fragen diskutiert und Interventionen aus verschiedenen Modulen bearbeitet werden. Wichtig ist allerdings, dass die Entwicklung einzelner Maßnahmen innerhalb von zwei bis drei Treffen einen konsensfähigen Abschluss findet. Meinungen von weiteren Kolleg*innen außerhalb des PEKo-Teams sollten regelmäßig eingeholt werden, sofern diese mit konstruktiver Kritik die Arbeit unterstützen. Ansonsten bietet die Vorstellung der erarbeiteten Ergebnisse die Möglichkeit, Änderungsvorschläge einzuholen und mit einer entsprechenden Überarbeitung die Verstetigung mit denselben Teammitgliedern oder in einer neuen Zusammensetzung einzuleiten.

In den folgenden Kapiteln werden die verschiedenen Module zur praktischen Umsetzung vorgestellt. Diese Module bieten eine Übersicht und allgemeine Erläuterungen zu den möglichen Interventionen. Sie erlauben eine Vorauswahl und erleichtern die Entscheidung, welchen Bereich Sie angehen möchten. Hier können Sie sich orientieren, um eine eigene Auswahl möglicher Interventionen zu treffen.

In den Arbeitshilfen (▶ Kap. 6) werden die jeweiligen Interventionen weiter präzisiert und Handlungsempfehlungen zur Ausgestaltung und Umsetzung bereitgestellt. Diese dienen als Inspiration und stellen Vorschläge für Sie dar. Werden Sie also gerne selbst kreativ! Einführend finden Sie eine kurze Erläuterung, wie die Interventionsbeschreibungen aufgebaut sind.

Wie gehen Sie nun weiter vor?

Zunächst verschaffen Sie sich einen Überblick über die Zielsetzung der Module und mögliche Interventionen, die mit dieser Zielsetzung umgesetzt werden können. Wenn Sie dann ein Modul zur praktischen Umsetzung ausgewählt haben, können Sie in Kapitel 6 eine entsprechende Arbeitshilfe nutzen, die Sie in der konkreten Ausgestaltung der gewählten Intervention unterstützt (▶ Kap. 6). Und nun kann es losgehen – *das Gewaltpräventionsprojekt startet in der konkreten Umsetzung in Ihrer Einrichtung!*

Erläuterung des Aufbaus der Interventionsbeschreibungen

Kurzbeschreibung

Die Kurzbeschreibung der Intervention beinhaltet eine kurze Einleitung über deren Form, inhaltliche Aspekte, Wirkmechanismen und Ziele.

Was soll die Intervention bewirken?

Eine genauere Beschreibung der Ziele und Wirkmechanismen bietet die Möglichkeit, die Auswahl der Intervention an den Bedarf der Einrichtung anzupassen.

An wen richtet sich die Intervention?

Hier werden Zielgruppen aufgeführt, für welche die Intervention konzipiert werden kann und ggf., wie sie für unterschiedliche Zielgruppen angepasst werden kann.

Wer ist wofür zuständig?

Die Nennung und Beschreibung der Zuständigkeiten erleichtern die Aufgabenverteilung. Außerdem werden Hinweise gegeben, welche Personen unterstützend hinzugezogen werden können oder welche Bereiche/

Institutionen, wie z. B. das Qualitätsmanagement oder der Betriebsrat, in die Planung mit einbezogen werden sollten.

Was ist zu planen?

 Entwicklung:

- Hier werden Schritte benannt, die für die (Planung der) Entwicklung der Intervention beachtet werden sollten. Nutzung von »Überbegriffen«, z. B. Brainstorming zu XY, Recherche von XY usw. Kleinschrittige methodische Erläuterungen finden sich in den jeweiligen Arbeitshilfen (▶ Kap. 6).

 Umsetzung:

- Hier wird beschrieben, was mit der fertig entwickelten Intervention tatsächlich gemacht wird, also z. B.: Schulungen werden durchgeführt, Plakate aufgehängt, Inhalte online hinterlegt usw.
- Der Schwerpunkt liegt auf der Frage: »Was muss geplant werden?«

- Wichtige Zusatzinformationen werden mit einem Warnhinweis gekennzeichnet.
- Hilfreiche Tipps und Anregungen werden mit einer Glühbirne gekennzeichnet.

Welche Ressourcen sind notwendig?

- Materialien: Aufzählung aller für die Intervention notwendigen Materialien.
- Für die PEKo-Team-Treffen ist es grundsätzlich hilfreich, Schreibmaterialien mitzubringen, auch Flip-Charts (inkl. Papier) können hilfreich sein. Diese allgemeine Grundausstattung wird in den Interventionsbeschreibungen nicht mit aufgeführt.
- Entwicklungszeit: ungefähre Angabe, wie lange die Entwicklung dauert – entweder in Stunden-/Minuten-Angaben oder in PEKo-Treffen, z. B. ein bis zwei PEKo-Treffen
- Umsetzungszeit: ungefähre Angabe, wie lange die Durchführung dauert, z. B. Dauer der Veranstaltung oder des Videodrehs + Schneiden usw.
- Personal: Anzahl der notwendigen Personen mit Aufgabe (z. B. eine Person zur Moderation)

Wann und wie häufig sollte die Intervention durchgeführt werden?

- Wann: Hinweis, ob die Intervention eher zu Beginn, zur Mitte oder gegen Ende des Projektes durchgeführt werden sollte oder ob im Vorfeld bereits andere Interventionen stattgefunden haben sollten. Die Angaben zur

zeitlichen Verortung der Intervention basieren auf den bisherigen Projekterfahrungen und sind als Empfehlung zu verstehen.
- Wie häufig: Hinweis, wie oft/in welchen Abständen die Intervention durchgeführt werden sollte

Wie kann die Intervention nachhaltig implementiert werden?

Hier finden sich Hinweise, wie die Intervention möglichst dauerhaft implementiert werden kann, häufig in Bezugnahme auf weitere Interventionen.

> Achtung: Der Verweis auf andere Interventionen mit Angabe der Interventionsnummer erfolgt nur bei der ersten Nennung innerhalb der Interventionsbeschreibung.

Wie wurden Aufwand und Nutzen der Intervention eingeschätzt?

Es erfolgt eine Einschätzung der Intervention hinsichtlich des Kosten-Nutzen-Verhältnisses, der präventiven Wirkung und der Wirkung auf den Umgang mit Gewalt. Zusätzlich wurde der zeitliche Aufwand der Intervention eingeschätzt. Grundlage der Daten ist eine Online-Befragung, bei welcher PEKo-Teammitglieder anhand von Kurzbeschreibungen um eine Einschätzung der Interventionen gebeten wurden. Je weiter rechts der jeweilige Punkt, desto positiver wird der jeweilige Aspekt eingeschätzt (Ausnahme: »Zeitlicher Aufwand«).

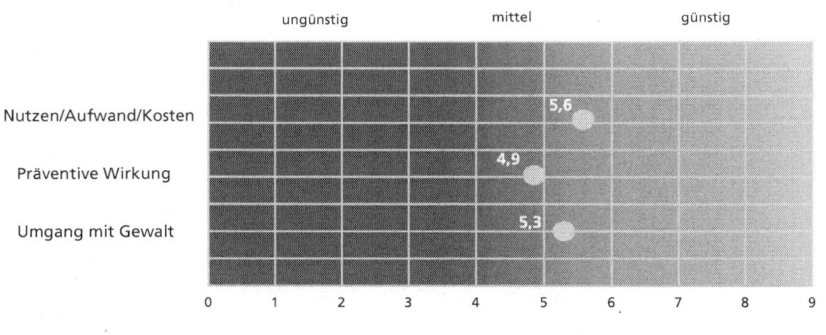
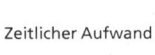
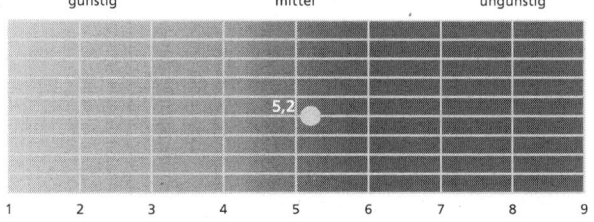

Abb. 3: Einschätzung Intervention – Beispiel (eigene Darstellung)

Wie kann ich mir die Intervention genauer vorstellen?

Es wird ein Beispiel genannt (z. B. eine Gewaltdefinition, Fallsituationen aus Video/Rollentausch, Botschaft eines Plakates usw.).

Welche Erfahrungen haben andere Einrichtungen bei der Umsetzung gemacht?

Hier werden fördernde und hemmende Faktoren bei der Entwicklung und/ oder Implementierung der Intervention benannt. Zudem kann hier darauf verwiesen werden, wenn die Entwicklung der Intervention einen Einfluss auf andere Interventionen bzw. den Projektablauf hat.
Grundlage sind Interviews mit PEKo-Teammitgliedern. Es wurden Hinweise ausgewählt, die in mehreren Interviews sichtbar oder von Seiten der Studienmitarbeiter*innen als hilfreich eingeschätzt wurden. Die Hinweise sind daher als Erfahrungsbericht zu sehen und besitzen keine Allgemeingültigkeit.

> **Weiterführende Dokumente, Literatur und Links**
>
> Hier finden Sie Hintergrundinformationen (z. B. Gewaltdefinitionen), Beispiele aus dem ersten Projektdurchlauf und/oder Verweise auf Arbeitshilfen (▶ Kap. 6).

5.1 Modul Sensibilisierung und Information

5.1.1 Gemeinsamer Gewaltbegriff

Kurzbeschreibung

Auf Basis eines Austauschs über eigene Sichtweisen und Erfahrungen wird eine einrichtungsspezifische Gewaltdefinition als gemeinsame Arbeitsgrundlage entwickelt. Dafür können unterstützend bereits bestehende Definitionen mit einbezogen werden.

Was soll die Intervention bewirken?

Die Mitarbeiter*innen sollen ein umfassendes Verständnis von Gewalt gewinnen und sensibilisiert werden. Eine gemeinsame Arbeitsbasis für die Einrichtung und das PEKo-Team wird geschaffen. Neben den PEKo-Teammitgliedern können alle Mitarbeiter*innen, Bewohner*innen und deren Angehörige in die Gestaltung der Begriffsdefinition einbezogen werden.

An wen richtet sich die Intervention?

Mitarbeiter*innen, Bewohner*innen und Angehörige profitieren durch die Sensibilisierung. Zudem können sie bei einer einrichtungsweiten Begriffssammlung miteinbezogen werden.

Wer ist wofür zuständig?

Die Gewaltdefinition kann gemeinsam im PEKo-Team entwickelt werden. Wenn weitere Personengruppen in die Begriffssammlung einbezogen werden sollen, kann die Unterstützung durch QM-Beauftragte oder Wohnbereichsleitungen hilfreich sein. Die fertige Ausformulierung der Definition erfolgt im PEKo-Team.

Was ist zu planen?

Entwicklung:

- Vorbereitung verschiedener Definitionen von Gewalt und Informationen zu Gewaltformen
- Brainstorming – Stichwortsammlung zum Thema »Was ist Gewalt in der Pflege im Hinblick auf unsere Einrichtung?« oder auch: »Gewalt ist für mich ...«
- Diskussion der eigenen Ergebnisse und Abgleich mit bereits bestehenden Definitionen
- ggf. Einbezug von allen Mitarbeiter*innen und/oder Bewohner*innen und Angehörigen: Austausch, wie die verschiedenen Personengruppen der Einrichtung erreicht und beteiligt werden können (z. B. Teambesprechungen, Bekanntmachungen für Angehörige/Bewohner*innen, Aufstellen von Boxen zum Einwerfen der Begriffe)

Umsetzung:

- Durchführung der einrichtungsweiten Sammlung (genug Zeit einplanen)
- Zusammenführung der Ergebnisse der einrichtungsweiten Sammlung durch das PEKo-Team
- Ausformulierung einer gemeinsamen Definition (ggf. durch PEKo-Beauftragte) und Konsensfindung im PEKo-Team
- Veröffentlichung der Definition, z. B. mittels Plakats/Flyer/Broschüre (▶ Kap. 5.1.2) oder auch per Newsletter usw.

Welche Ressourcen sind notwendig?

- Materialien: Moderationskarten, Stifte, Stellwand oder Flip-Chart, Pinnnadeln, Boxen/Schachteln für die Sammlung von Karten in der Einrichtung

- Entwicklungszeit: ein PEKo-Treffen
- Umsetzungszeit: ein PEKo-Treffen (+ ggf. Zeit für eine einrichtungsweite Sammlung)
- Personal: PEKo-Team, Person zur Ankündigung einrichtungsweiter Sammlung

Wann und wie häufig sollte die Intervention durchgeführt werden?

Die Intervention sollte zu Beginn des Projektes durchgeführt werden. Eine Wiederholung der Sammlung von Stichworten der Mitarbeiter*innen, Angehörigen und/oder Bewohner*innen und Ergänzungen sind jährlich möglich und schaffen erneut Aufmerksamkeit und Sensibilisierung.

Wie kann die Intervention nachhaltig implementiert werden?

Um alle Beschäftigten nachhaltig zu erreichen, sollte die gemeinsame Definition im Gewaltpräventionskonzept festgehalten werden. Zudem kann sie auf einem Plakat zum Thema in den Wohnbereichen ausgehängt und auch in die Ausgestaltung einer Broschüre eingehen.

Wie wurden Aufwand und Nutzen der Intervention eingeschätzt?

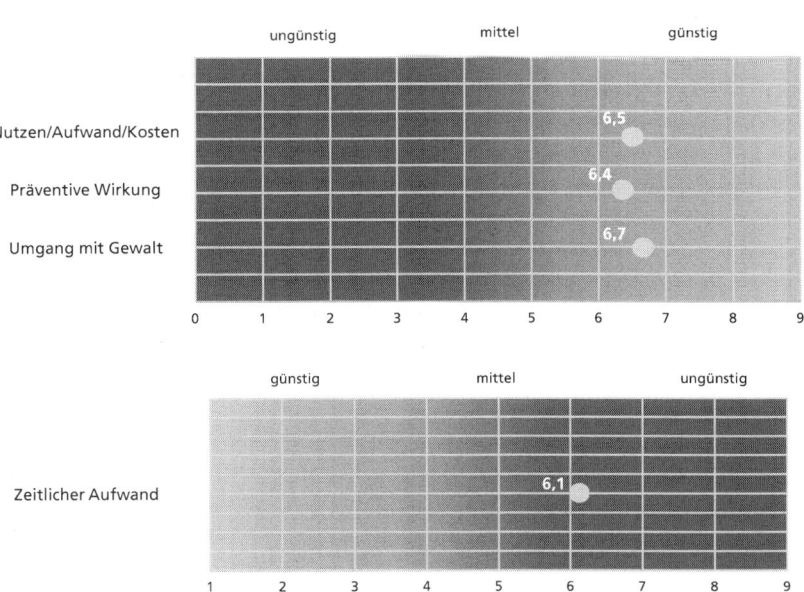

Abb. 4: Einschätzung Intervention »Gemeinsamer Gewaltbegriff« (eigene Darstellung)

Wie kann ich mir die Intervention genauer vorstellen?

Beispieldefinition aus dem Projekt:

»Unter Gewalt verstehen wir das Ausüben sowohl physischer als auch psychischer Gewaltformen. Diese können an oder durch Bewohner*innen erfolgen. Ebenso definieren wir ausgeübten Machtmissbrauch gegenüber Schutzbefohlenen sowie interkollegiale Konflikte im Team als Arten von Gewalt.«

Welche Erfahrungen haben andere Einrichtungen bei der Umsetzung gemacht?

- −/+
  Es kann schwierig sein, die eigenen Ideen zu einer festen Definition auszuformulieren. Hierbei kann es helfen, eine bereits bekannte Definition (▶ Kap. 6.1.1) als Vorlage zu nehmen und mit eigenen Beispielen anzupassen.

- +
  Ein gemeinsames Gewaltverständnis vereinfacht die weitere Zusammenarbeit im PEKo-Team. Falls neue Mitglieder erst später zum PEKo-Team dazukommen, kann es hilfreich sein, erneut über das Gewaltverständnis zu sprechen.

> **Weiterführende Dokumente, Literatur und Links**
>
> Arbeitshilfe (▶ Kap. 6.1.1), Hintergrundinformationen (▶ sowie weitere Definitionen von Gewalt und Informationen zu Formen und Richtungen von Gewalt (z. B. Zentrum für Qualität in der Pflege (Hrsg.) (2022) Gewaltprävention in der Pflege. Zugriff am 23.06.2022 unter: https://www.pflege-gewalt.de/)

5.1.2 Plakate, Flyer, Broschüren

Kurzbeschreibung

Plakate, Flyer und Broschüren sind innerhalb der Einrichtung öffentlichkeitswirksame Interventionen, mit denen das Thema Gewalt in der Pflege veranschaulicht und auf das Präventionsprojekt hingewiesen werden kann. Je nach Format können dabei vertiefende Informationen vermittelt werden (z. B. gemeinsamer Gewaltbegriff (▶ Kap. 5.1.1) oder auch der Verweis auf das PEKo-Team usw.). Zudem kann diese Intervention als »Blickfang« wirken, um die Aufmerksamkeit auf ein spezifisches Thema zu lenken. Zur Verstärkung der Botschaft können auch alle drei Formate (mit Bezug aufeinander) entwickelt und umgesetzt werden. Plakat, Flyer und Broschüre können entweder grafisch mittels einer Software oder auch frei gestaltet werden.

Was soll die Intervention bewirken?

Durch die dauerhafte und öffentlich sichtbare Platzierung können alle Personengruppen über die Teilnahme am Projekt informiert und für das Thema Gewalt sensibilisiert werden. Der offene Umgang mit dem Thema Gewalt führt zu dessen Enttabuisierung und zeigt, dass sich die Einrichtung dem Thema aktiv annimmt.

An wen richtet sich die Intervention?

Plakate, Flyer und Broschüren können z. B. an Mitarbeiter*innen, Angehörige und/oder Bewohner*innen adressiert sein. Auch externe Besucher*innen können über diese Intervention erreicht werden.

Wer ist wofür zuständig?

Die Entwicklung des Plakates, Flyers und/oder der Broschüre sollte praxisnah im PEKo-Team erfolgen. Zur Druckfreigabe sind ggf. nachfolgend Absprachen mit der Leitungsebene notwendig.

Was ist zu planen?

 Entwicklung:

- Konzeptualisierung des Plakates, Flyers und/oder der Broschüre:
  - Festlegung der Adressat*innengruppe: An wen richtet sich das Plakat, der Flyer und/oder die Broschüre?
  - Kernbotschaft: Was soll mit dem Plakat, dem Flyer und/oder der Broschüre erreicht und vermittelt werden?
  - Inhalt: Welche Inhalte sollen auf dem Plakat, dem Flyer und/oder der Broschüre abgebildet sein?
  - Auslage/Aushang: Wo sollen Flyer und/oder Broschüre hinterlegt und/oder Plakate ausgehängt werden?

 Umsetzung:

- Erstellung des Layouts
- Druck der Plakate, Flyer und/oder Broschüren
- Auslage und/oder gezielte Verteilung von Flyern und Broschüren/Aushang der Plakate

5.1 Modul Sensibilisierung und Information

Welche Ressourcen sind notwendig?

- Materialien: Flip-Chart-Papier, Software-Computerprogramme, z. B. Vistaprint, Adobe Spark, Canva oder Word. Die Nutzung ist meist kostenfrei.
- Entwicklungszeit: ein bis drei PEKo-Treffen
- Umsetzungszeit: Richtet sich nach Erfahrung im Umgang mit den Software-Programmen. Planen Sie für die Erstellung des Layouts ausreichend Zeit ein!
- Personal: PEKo-Team (+ ggf. zusätzliche Person, die bei der Umsetzung des Layouts unterstützt)

> Achtung: Für den Druck müssen ggf. finanzielle Ressourcen eingeplant werden.

Wann und wie häufig sollte die Intervention durchgeführt werden?

Die Konzeption und die Umsetzung von Plakaten, Flyern oder Broschüren empfiehlt sich ab dem 3. PEKo-Team-Treffen. Es handelt sich dabei in aller Regel um eine kontinuierliche Intervention, die an gut sichtbaren Orten platziert werden sollte. Bei Bedarf können Plakate, Flyer und Broschüren zu einem späteren Zeitpunkt nachgedruckt werden.

Wie kann die Intervention nachhaltig implementiert werden?

Zur Auslage oder zum Aufhängen der Plakate, Flyer oder Broschüren sollten Sie geeignete Orte und Wege zur Verbreitung wählen. Zur Bekanntmachung empfiehlt es sich, die Inhalte z. B. auf Informationsveranstaltungen (▶ Kap. 5.1.3) oder Angehörigenabenden vorzustellen und zu diskutieren sowie im Präventionskonzept (▶ Kap. 5.5.3) darauf zu verweisen. Insbesondere bei Flyern und Broschüren bietet es sich vor einem möglichen Neu-Druck an, die Inhalte auf Aktualität zu überprüfen oder um weitere Informationen zu ergänzen.

Wie wurden Aufwand und Nutzen der Intervention eingeschätzt?

Abb. 5: Einschätzung Intervention »Plakate, Flyer, Broschüren« (eigene Darstellung)

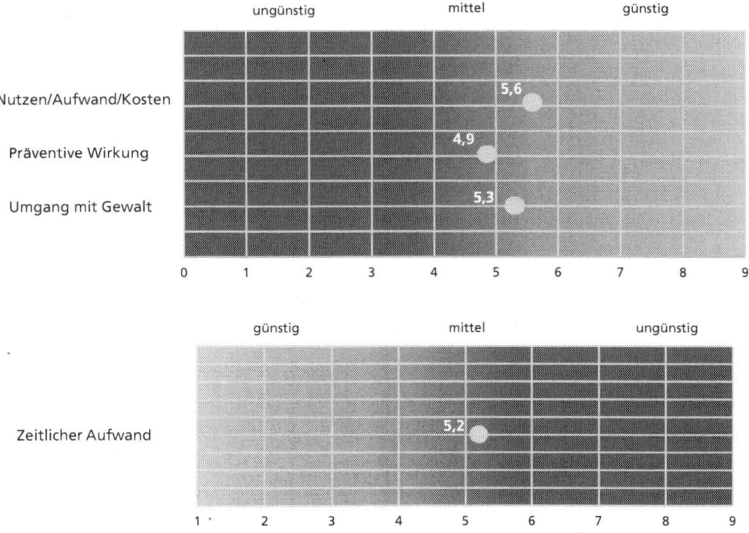

Wie kann ich mir die Intervention genauer vorstellen?

Mit dieser Intervention können Sie zeigen, dass Sie sich proaktiv mit dem Thema Gewaltprävention auseinandersetzen. So können Sie ein Plakat beispielsweise nutzen, um verschiedene Gewaltformen bildlich darzustellen und Mitarbeiter*innen dazu aufzurufen, aufeinander zu achten und sich gegenseitig zu unterstützen.

Welche Erfahrungen haben andere Einrichtungen bei der Umsetzung gemacht?

- −
  Das Aufhängen zu vieler Plakate wurde von Mitarbeiter*innen als übertrieben empfunden.
- +
  Die Entwicklung und Umsetzung eines Plakates wurde von PEKo-Teammitgliedern als optimaler Projekteinstieg beschrieben. Die Entwicklung macht Spaß, geht schnell und produziert ein in der ganzen Einrichtung sichtbares Ergebnis. Dieses schnelle Erfolgserlebnis fördert die Motivation und die Zusammenarbeit im PEKo-Team.

 Weiterführende Dokumente, Literatur und Links

Arbeitshilfe (▶ Kap. 6.1.2) sowie weitere Infomaterialien und Broschüren seitens des Zentrums für Qualität in der Pflege unter: https://www.pflege-gewalt.de/

Fallbeispiel Gemeinsamer Gewaltbegriff (▶ Kap. 5.1.1) und Plakat (▶ Kap. 5.1.2)

Herr Schulder hat gehört, dass in der Senior*inneneinrichtung Nelkenstraße, in der sein Vater seit drei Jahren lebt, ein Gewaltpräventionsprojekt beginnen soll. Am Abend, als er vom Besuch seines Vaters nach Hause kommt, macht er sich viele Gedanken darüber. »Gibt es ein Gewaltproblem in der Einrichtung? Ist mein Vater in Gefahr? Wird er geschlagen? Schlägt er die Mitarbeiterinnen und Mitarbeiter?«, sind nur einige der Fragen, die ihm durch den Kopf gehen.

Am nächsten Tag geht er wieder in die Einrichtung, obwohl dies nicht seinen Gewohnheiten entspricht. Er verbringt fast den ganzen Tag dort und beobachtet, ob Gewalt in der Einrichtung an der Tagesordnung ist – allerdings sieht er keinen derartigen Vorfall. Den darauffolgenden Tag hält er es nicht mehr aus und geht zur Einrichtungsleitung, um seine Bedenken zu äußern. Diese nimmt seine Bedenken ernst und versichert ihm, dass es kein besonderes Gewaltproblem in der Einrichtung gibt, es allerdings natürlich Gewaltpotentiale gäbe, denen man präventiv entgegenwirken möchte.

Da das Projekt noch ganz am Anfang steht, ist der erste Schritt jener, sich über das Thema an sich auszutauschen. Vor Projektbeginn gab es im Team die Aussage: »Mit Gewalt haben wir kein Problem – es wird ja keiner geschlagen bei uns!« Die Fragen »Was ist unser Hauptproblem in der täglichen Arbeit beim Thema Gewalt?« und »Was ist Gewalt?« stehen demnach im Fokus der ersten Projekttreffen. Schnell wird klar, dass Gewalt nicht nur auf der körperlichen Ebene stattfindet, sondern deutlich früher beginnt. Nachdem die Einrichtungsleitung dem Projektteam die Bedenken von Herrn Schulder mitgeteilt hat, entsteht ein reger Austausch, wie man die Angehörigen und auch die Bewohner*innen im Projekt integrieren könne. Hierbei entsteht die Idee, dass man eine große Metaplanwand im Speisesaal der Einrichtung aufstellt. Auf dieser steht lediglich der Satz: »Gewalt ist für mich…«. Neben der Metaplanwand hängen unbeschriftete Post-Its und ein Poster, mit welchem kurz und knapp über das Projekt informiert und dazu ermuntert wird, die Post-Its mit eigenen Ideen zum Thema Gewalt zu beschriften. Nach und nach füllt sich die Metaplanwand mit ganz unterschiedlichen Ideen, wo Gewalt anfängt und was Gewalt ist.

Nach vier Wochen wird die Sammlung beendet und die Ideen auf der Metaplanwand thematisch geclustert. Hierbei zeigt sich, wie auch in den internen Projekttreffen, dass körperliche Gewalt lediglich die Spitze des Eisbergs darstellt und Gewalt deutlich früher und subtiler beginnt. Aber vor allem auch, dass es alle Beteiligten in der Einrichtung betreffen kann – Mitarbeiter*innen, Bewohner*innen und deren Angehörige. Die Metaplanwand wird um den Satz »…und wir machen etwas dagegen!« ergänzt und einlaminiert. Sie verbleibt als Poster und Symbol für das beginnende Projekt im Speisesaal mit der Bitte, sich bei Fragen an das Projektteam oder die Einrichtungsleitung zu wenden. Ebenso werden Kopien davon auf den jeweiligen Wohnbereichen ausgehängt.

Herr Schulder fühlt sich, nachdem er an dem Poster mitwirken konnte, ernst genommen und dadurch auch als Teil des Projektes. Seine anfängliche Angst ist verflogen, da er sieht, dass Gewalt in der Pflege vorkommen kann, es aber kein spezifisches Problem der Einrichtung ist, sondern man sich diesem präventiv annimmt und dies alles, bevor es zu körperlicher Gewalt kommt. Neben diesem vertrauensbildenden Effekt nimmt das Projektteam die Sammlung zum Anlass, entsprechende weitere gewaltpräventive Maßnahmen zielgerichtet planen und umsetzen zu können.

5.1.3 Informationsveranstaltungen

Kurzbeschreibung

Es gibt verschiedene Möglichkeiten, Informationsveranstaltungen in Ihrer Einrichtung durchzuführen:

- Informationsveranstaltung für Mitarbeiter*innen über Projektinhalte, Ziele und geplante Maßnahmen
- Informationsveranstaltung für Angehörige über Gewaltprävention, Wissen zu und Umgang mit Krankheitsbildern, z. B. Demenz
- Abschlussveranstaltung zur Vorstellung und Diskussion der erarbeiteten Inhalte des Projektes, ggf. Befragungsergebnisse, Pläne zur Verstetigung

- Achtung: Die Intervention ähnelt der Intervention »Gewaltpräventionsschulung« (▶ Kap. 5.4.2); die Grenzen sind hierbei fließend, allerdings hat die Informationsveranstaltung das primäre Ziel, zu informieren und ggf. zu sensibilisieren, während die Gewaltpräventionsschulung das Ziel hat, zum Reflektieren anzuregen und Handlungssicherheit anzubahnen.

Was soll die Intervention bewirken?

Die Intervention soll Informationen und Wissen vermitteln, die Zielgruppe sensibilisieren und das Thema Gewaltprävention nachhaltig ins Gespräch bringen.

An wen richtet sich die Intervention?

Die Intervention richtet sich primär an Mitarbeiter*innen; ggf. kann die Intervention auch an Angehörige und/oder Bewohner*innen gerichtet sein.

Wer ist wofür zuständig?

Das PEKo-Team ist für die Planung und Vorbereitung, Verbreitung der Einladungen, Terminfindung und Organisation der Räumlichkeiten sowie Absprache mit der Einrichtungsleitung verantwortlich.

Was ist zu planen?

Entwicklung:

- Brainstorming und Diskussion von Zielen, Themen und Inhalten der Veranstaltung
- Festlegung des Formats (interne oder auch externe Vorträge, Sketche oder anderer kreativer Input (passende Märchen, Filme, Diskussionsrunde)) und des genauen Ablaufs der Veranstaltung
- Zu reflektierende Fragen in der Planung: Wie kann die Zielgruppe am besten erreicht werden? Wie wird eingeladen? Wann sind gute Termine/Uhrzeiten? Welche Räumlichkeiten bieten sich an?
- Vorbereitung der Inhalte, z. B. Präsentation und Materialien wie Handouts oder Broschüren

Umsetzung:

- Festlegung der Moderation
- Einladung der Teilnehmenden (ggf. Einladung externer Referent*innen)
- Vorbereitung der Inhalte, z. B. Präsentation und Materialien, z. B. Handouts/Broschüre
- Raumplanung inkl. Vorbereitung der Räumlichkeiten (Sitzgelegenheiten, Essen/Trinken)
- Nachbereitung (Feedback einholen, Aufräumen, Präsentationen an Teilnehmende weiterleiten usw.)

Welche Ressourcen sind notwendig?

- Materialien: abhängig von Inhalten des Treffens, Materialien zur Präsentation der Inhalte wie Flip-Chart, Computer, Beamer, Leinwand, Handouts/Broschüren, ggf. Raumausstattung
- Entwicklungszeit: gemeinsames Treffen zur Planung und Vorbereitung, Zeit zur Vorbereitung der Inhalte und des Raums
- Umsetzungszeit: ein bis zwei Stunden je nach Programminhalten
- Personal: ein bis zwei Personen zur Moderation und Präsentation der Inhalte, ggf. externe Vortragende

Wann und wie häufig sollte die Intervention durchgeführt werden?

- Information von Mitarbeiter*innen gegen Mitte des Projektes bzw. später auch regelmäßig wiederholend
- Abschlussveranstaltung zum Ende der Projektphase
- Veranstaltungen für Angehörige und Bewohner*innen können unabhängig vom Projektverlauf regelmäßig durchgeführt werden.

Wie kann die Intervention nachhaltig implementiert werden?

Inhalte für Mitarbeiter*innen können im Fortbildungskatalog festgehalten bzw. in der Einarbeitung genutzt werden. Für die Bewohner*innen und/oder Angehörigen können Veranstaltungen regelmäßig, aber auch bedarfsorientiert stattfinden.

Wie wurden Aufwand und Nutzen der Intervention eingeschätzt?

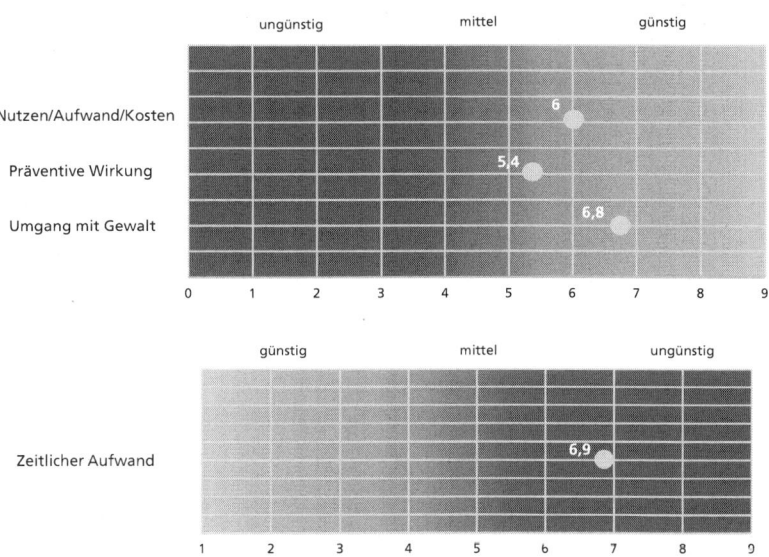

Abb. 6: Einschätzung Intervention »Informationsveranstaltungen« (eigene Darstellung)

Wie kann ich mir die Intervention genauer vorstellen?

Veranstaltungen für Mitarbeiter*innen und/oder Angehörige, z. B. mit Vorträgen, World-Café und Diskussionsrunden (z. B. zu freiheitsentziehenden Maßnahmen, speziellen Krankheitsbildern usw.)

Welche Erfahrungen haben andere Einrichtungen bei der Umsetzung gemacht?

- \+
  Die Veranstaltungen sollten von Personen gestaltet werden, die hinter dem Projekt stehen, die Inhalte authentisch rüberbringen und auf Fragen eingehen können.

 Weiterführende Dokumente, Literatur und Links

Je nach den integrierten Inhalten siehe weitere Interventionen (z. B. ▶ Kap. 5.3.1 Rollentauschtag etc.), weitere Informationen zu möglichen Inhalten unter https://www.pflege-gewalt.de/

5.1.4 Kurzinformation Krankheitsbilder

Kurzbeschreibung

Hierbei handelt es sich um Kurzinformationen zu Krankheitsbildern, die relevant für das Thema Gewaltprävention erscheinen. Das können zum einen Krankheitsbilder sein, die für die Betroffenen mit kognitiven Veränderungen und/oder mit Hilflosigkeit einhergehen. Zum anderen sind dies Krankheitsbilder, die zu Versorgungssituationen führen, in denen Mitarbeiter*innen überfordert sind. Die Kurzinformationen sollten eine Beschreibung der Symptome enthalten sowie eine Erklärung, warum diese eine Ursache von Gewalt darstellen können. Zusätzlich kann auf krankheitsspezifische Maßnahmen und Konzepte zur Deeskalation oder Vermeidung von Gewalt verwiesen werden.

Was soll die Intervention bewirken?

Die Intervention soll zur Erlangung eines grundlegenden Verständnisses für Krankheitsbilder und deren Bedeutung beitragen. Die eigene Reaktion auf die gezeigten Symptome soll reflektiert und eine Sensibilisierung für eigenes unangemessenes Verhalten erreicht werden. Das Wissen über Krankheitsbilder und Maßnahmen für den Umgang mit betroffenen Menschen fördert die Handlungssicherheit der Mitarbeiter*innen.

An wen richtet sich die Intervention?

Die Intervention richtet sich hauptsächlich an Mitarbeiter*innen, kann aber auch für Angehörige hilfreich sein.

Wer ist wofür zuständig?

Die für Ihre Einrichtung relevanten Krankheitsbilder können gemeinsam im PEKo-Team identifiziert und beschrieben werden.

Was ist zu planen?

Entwicklung:

- Durchführung einer Bedarfsanalyse: Welche Krankheitsbilder sind im Kontext Gewalt wichtig und treten auch in der Einrichtung auf?
- Festlegung der weiteren Vorgehensweise: Welche Informationen sollen zu dem jeweiligen Krankheitsbild beschrieben werden? Sollen die Inhalte gemeinsam erarbeitet werden oder soll die Erarbeitung der Krankheitsbilder im PEKo-Team aufgeteilt werden?
- Recherche (und Diskussion) der notwendigen Informationen

Umsetzung:

- Ausformulierung und einheitliche Gestaltung der Kurzbeschreibung
- Implementierungsstrategie (z. B. Nutzung für Gewaltpräventionsschulungen, ▶ Kap. 5.4.2)

- Achtung: Die Kurzinformation über die jeweiligen Krankheitsbilder sollten datenschutzkonform gestaltet und bekannt gemacht werden. Zudem ist darauf zu achten, dass Stigmatisierungen vermieden werden.

Welche Ressourcen sind notwendig?

- Materialien: keine besonderen Materialien notwendig
- Entwicklungszeit: ein PEKo-Treffen (+ ausreichend Zeit für die Recherche)
- Umsetzungszeit: ein PEKo-Treffen (+ ggf. notwendige Zeit für Schulung usw.)
- Personal: PEKo-Team (+ Personal bei Gewaltpräventionsschulung)

Wann und wie häufig sollte die Intervention durchgeführt werden?

Für die Entwicklung der Intervention kann kein fester Zeitpunkt empfohlen werden. Begleitende Schulungen sollten regelmäßig (z. B. in jährlichen Abständen) wiederholt werden.

Wie kann die Intervention nachhaltig implementiert werden?

Die Kurzinformationen können den Mitarbeiter*innen z. B. in Form von Kurzreferaten in Teamsitzungen vorgestellt werden oder Inhalt einer ausführlichen Gewaltpräventionsschulung sein. Um die Kurzinformationen allen Mitarbeiter*innen nachhaltig zugänglich zu machen, sollten diese dem Gewaltpräventionskonzept (▶ Kap. 5.5.3) beigefügt werden.

Wie wurden Aufwand und Nutzen der Intervention eingeschätzt?

Dieser Aspekt wurde nicht in die Online-Befragung zur Einschätzung einbezogen, da die Intervention als Sonderform einer Gewaltpräventionsschulung anzusehen ist.

Wie kann ich mir die Intervention genauer vorstellen?

Vorstellbare Krankheitsbilder sind z. B. Demenz, Delir, Schlaganfall oder das Korsakow-Syndrom.

5.1 Modul Sensibilisierung und Information

Welche Erfahrungen haben andere Einrichtungen bei der Umsetzung gemacht?

- −
  Die Recherche aller notwendigen Informationen ist zeitaufwändig. Es kann hilfreich sein, weitere Kolleg*innen mit besonderem Fachwissen (z. B. gerontopsychiatrische Fachkräfte) einzubeziehen.
- +
  Die Kurzbeschreibungen sollten anwendungsfreundlich gestaltet sein. Sie sollten etwa eine DIN-A4 Seite umfassen und auf lateinische Begriffe verzichten (oder diese erläutern).

> **Weiterführende Dokumente, Literatur und Links**
>
> Arbeitshilfe (▶ Kap. 6.1.3)

Fallbeispiel Krankheitsbilder

Johannes ist Auszubildender im ersten Jahr. In der Einrichtung, in der er eingesetzt ist, fühlt er sich gut angenommen und auch gut angekommen. Besonders der Umgang mit Herrn Walda hat es ihm angetan. Beide begegnen sich mit Respekt und lachen viel bei der morgendlichen Körperpflege.

Herr Walda benötigt lediglich Unterstützung beim Rückenwaschen sowie beim Waschen der Füße. Er lebt seit vier Jahren in der Einrichtung. Bis auf die körperlichen Unterstützungen, die er infolge einer ausgeprägten Arthrose benötigt, hat er keinerlei körperliche Erkrankungen. Auch psychisch geht es ihm recht gut – nur seine Frau, die kurz vor dem Einzug in die Einrichtung verstarb, fehlt ihm. Er äußert dies allerdings sehr offen und spricht darüber, wenn es ihn bedrückt.

Bei der heutigen Pflege wirkt Herr Walda gereizt. Er spricht sehr wenig mit Johannes. Auf Nachfrage äußert Herr Walda keinerlei Einschränkungen. Auch seine Vitalwerte, die Johannes misst, zeigen keinerlei Auffälligkeiten, ebenso die Flüssigkeitszufuhr. Vielleicht einfach ein schlechter Tag, denkt sich Johannes. Beim Waschen der Füße tritt Herr Walda allerdings aktiv nach Johannes, der sofort zurückweicht. Kein Problem, denkt sich Johannes, verzichten wir heute mal auf das Waschen der Füße.

Johannes berichtet dies umgehend der Schichtleitung, die ihm sagt, dass er dieses »aggressive Verhalten« eintragen solle. Als Johannes im Stationszimmer sitzt und dies eintragen möchte, fällt ihm ein, dass er bei seiner Einarbeitung auf den Ordner »Kurzinformation Krankheitsbilder« hingewiesen wurde. Diesen nimmt er sich und liest sich die einzelnen Erkrankungen durch. Alzheimer-Demenz, Diabetes mellitus, Multiple Sklerose und Korsakow-Syndrom sind nur einige der Krankheitsbilder, die darin aufgeführt sind: zu jeder Diagnose die jeweiligen Symptome, Besonderheiten in den ATLs, Verläufe sowie auch seltene und zu Beginn der Erkrankung auftretende Symptome. Beim Apoplex kommt Johannes ins Stocken. Bei den seltenen Symptomen steht »ungewohnte Verhaltensauffälligkeiten und fehlende Impulskontrolle«. Johannes informiert umgehend die Schichtleitung und äußert seinen Verdacht. Diese ruft umgehend einen Notarzt, der Herrn Walda sofort ins Krankenhaus einweist. Dort wird der Verdacht bestätigt. Dank der umgehenden Therapie wird Herr Walda wieder rehabilitiert und es bleiben keine Folgeschäden. Johannes ist froh darüber, nicht nur »Herr Walda tritt nach Mitarbeiter beim Waschen der Füße. Keine Ursache erkennbar« in den Pflegebericht eingetragen zu haben.

5.2 Modul Kommunikation und Teamzusammenarbeit

5.2.1 Kommunikationsregeln

Kurzbeschreibung

Für die Sensibilisierung für Kommunikationsregeln können Aushänge mit prägnanten Gesprächsregeln bis hin zu ausformulierten Leitfäden mit Formulierungsbeispielen entwickelt werden.

Was soll die Intervention bewirken?

Kommunikationsregeln sollen auf die Wichtigkeit einer guten Kommunikationskultur hinweisen und zur Reflexion der eigenen Kommunikation anregen. Die Mitarbeiter*innen erhalten Hilfestellungen beim offenen Ansprechen von Fehlern und der konstruktiven Gestaltung von Konfliktgesprächen. Eine gute Kommunikationskultur ist Grundlage einer konstruktiven Fehlerkultur und kann sich positiv auf die Teamzusammenarbeit und den Umgang mit Bewohner*innen und Angehörigen auswirken.

An wen richtet sich die Intervention?

Die Intervention adressiert primär die Mitarbeiter*innen. Eine gute Kommunikationskultur kommt jedoch allen Personengruppen innerhalb der Einrichtung zugute.

Wer ist wofür zuständig?

Die Intervention kann selbstständig im PEKo-Team entwickelt werden. Für die Implementierung und Bekanntmachung der Grundsätze in der Einrichtung können Absprachen mit Leitungen und/oder Qualitätsmanagement notwendig sein.

Was ist zu planen?

Entwicklung:

- Durchführung einer Bedarfsanalyse: Gibt es entsprechende Angebote, bei denen zur aktiven Kommunikation angeregt wird (z. B. Teamgespräche, Fallbesprechungen usw.)? Gibt es konkrete Kommunikationssituationen, bei denen es regelmäßig zu Missverständnissen kommt? Können alle Mitarbeiter*innen sachlich Kritik äußern und sind bereit Kritik anzunehmen?
- Diskussion der Interventionsausgestaltung (z. B. Aushang: indirekt und unverbindlich, Implementierung eines Leitfadens: direkt und verbindlich)
- Recherche und Diskussion von empfehlenswerten Kommunikationsgrundsätzen
- Ausformulierung und Gestaltung je nach Interventionsform, z. B. Workshop: Anlehnung an die Herangehensweise bei der Gestaltung der Intervention Gewaltpräventionsschulung (▶ Kap. 5.4.2)

> Tipp: Je nach Ressourcen und Wünschen kann die Intervention auch im Rahmen eines gemeinsamen Workshops mit allen Mitarbeiter*innen entwickelt werden, in welchem gemeinsame Regeln erarbeitet und vereinbart werden.

Umsetzung:

- Je nach Form:
  - Aufhängen an geeigneten Orten
  - Übernahme in Konzept o. ä., Information und bei Bedarf Schulung der Mitarbeiter*innen

Welche Ressourcen sind notwendig?

- Materialien: Flip-Chart, Ausdrucke recherchierter Kommunikationsregeln (s. auch Arbeitshilfe ▶ Kap. 6.2.1), bei Aushängen: Drucker und ggf. Laminiergerät
- Entwicklungszeit: ein bis drei PEKo-Treffen (+ ggf. Internetrecherche)
- Umsetzungszeit: je nach Form, z. B. Aushang, fünf bis zehn Min., bei der Kombination dieser Intervention mit einer Gewaltpräventionsschulung entsprechende Ressourcen berücksichtigen
- Personal: PEKo-Team (+ Personal bei entsprechender Gewaltpräventionsschulung)

Wann und wie häufig sollte die Intervention durchgeführt werden?

Die Intervention kann zu jedem Zeitpunkt der Projektlaufzeit unabhängig von anderen Interventionen durchgeführt werden. Der Bedarf dieser

Intervention kann ggf. bei der Entwicklung eines gemeinsamen Gewaltbegriffs (▶ Kap. 5.1.1) erkannt werden. Aushänge können dauerhaft bestehen bleiben und bei Bedarf überarbeitet werden. Schulungen, die begleitend zur Intervention angeboten werden, können in jährlichen Abständen wiederholt werden.

Wie kann die Intervention nachhaltig implementiert werden?

Bei einer Umsetzung der Intervention in Form eines Leitfadens ist eine konzeptionelle Verankerung im Gewaltpräventionskonzept (▶ Kap. 5.5.3) anzustreben.

Wie wurden Aufwand und Nutzen der Intervention eingeschätzt?

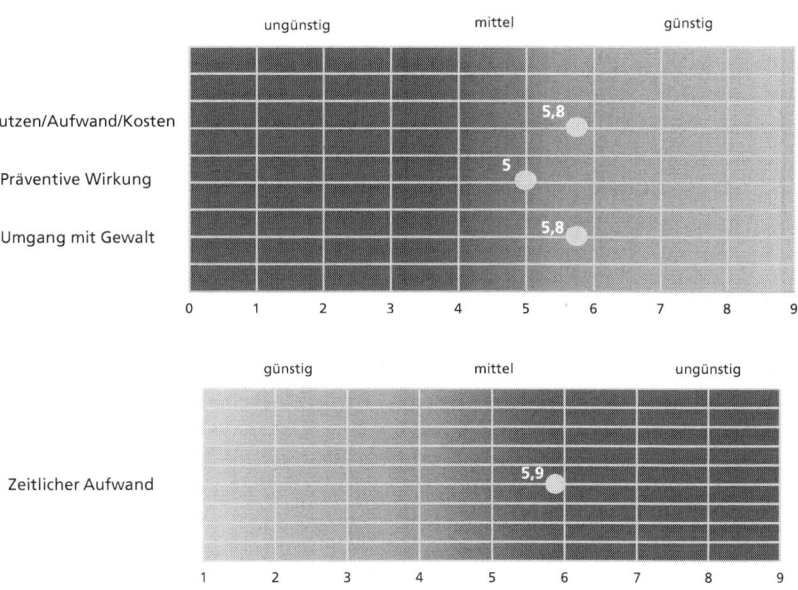

Abb. 7: Einschätzung Intervention »Kommunikationsregeln« (eigene Darstellung)

Wie kann ich mir die Intervention genauer vorstellen?

Ein Beispiel eines Aushangs findet sich in den Arbeitshilfen (▶ Kap. 6.2.1).

 Als Ort wurden z. B. die Toiletten der Mitarbeiter*innen gewählt, da diese dort für ein paar Minuten innehalten und ohne weitere Ablenkung in Ruhe die Inhalte des Aushangs aufnehmen können. Derartige »Botschaften-Zettel« können auch für andere Botschaften an das Team, z. B. zum Thema Teamzusammenhalt, genutzt werden.

Welche Erfahrungen haben andere Einrichtungen bei der Umsetzung gemacht?

- −
  Unter Zeitdruck fällt es oft schwer, Kommunikationsgrundsätze einzuhalten.
- +
  Es ist wichtig, als PEKo-Teammitglied mit gutem Beispiel voranzugehen und die Kommunikationsregeln selbst umzusetzen.
- +
  Es muss regelmäßig an die Umsetzung der Kommunikationsregeln erinnert werden. Dabei ist es wichtig, Kolleg*innen mit Wertschätzung zu begegnen. Nicht Fehler, sondern Vorteile guter Kommunikation sollten betont werden.

Weiterführende Dokumente, Literatur und Links

Arbeitshilfe (▶ Kap. 6.2.1)

Fallbeispiel Kommunikationsregeln

In der Einrichtung »Residenz am Sonnenbusch« gibt es ein gutes Miteinander im Team – es gibt genügend Hilfsmittel und auch der Personalschlüssel ist einigermaßen zufriedenstellend. In einem Workshop zum Thema Gewaltprävention wurden letzten Monat Kommunikations- und Umgangsregeln vereinbart, die mittlerweile öffentlich aushängen. Birgit hat diese gelesen und fand sie sehr unterstützend.

Birgit ist noch recht neu in der Einrichtung. Sie hat vor drei Monaten als Pflegehelferin angefangen. Die Einarbeitung war sehr gut und Birgit konnte hierbei viel lernen. Auch im Team fühlt sie sich gut aufgehoben und angenommen.

Seit drei Tagen versorgt Birgit Frau Schmelzbach. Alles in allem läuft die morgendliche Pflege recht gut, auch wenn Frau Schmelzbach durch ihre dementielle Erkrankung sehr herausfordernd ist. Zwar ist sie nicht aggressiv, allerdings ruft sie sehr oft und laut nach ihrem verstorbenen Mann. Durch validierende Kommunikation kann Birgit Frau Schmelzbach emotional sowie kognitiv gut erreichen und auch beruhigen. Heute läuft es allerdings nicht so gut. Birgit schafft es nicht, Frau Schmelzbach emotional »abzuholen« und ist dadurch recht schnell genervt. Na ja, ist ja nur noch morgen, denkt sie sich, dann ist Wochenende. Bei der mittäglichen Übergabe erwähnt sie das nicht. Ist ja mein Problem, wenn ich genervt bin, und es ist ja nichts passiert, denkt sie sich.

Zu Hause lässt ihr der ungute Morgen mit Frau Schmelzbach keine Ruhe. Sie denkt oft über die Situation nach und merkt, wie genervt sie von sich selbst ist. Ansprechen könnte sie es ja, aber dies könnte ihr, der »Neuen«, bestimmt als Schwäche ausgelegt werden. Allerdings beruhigt sie sich selbst damit, dass es ja nur noch morgen sei und sie nächste Woche bestimmt eine andere Pflegegruppe zu versorgen habe.

Am nächsten Morgen beim Aufstehen merk Birgit bereits, dass es ihr nicht gut geht. Sie fühlt sich verspannt, insbesondere wenn sie an den heutigen Dienst und die Pflege von Frau Schmelzbach denkt. In der »Residenz am Sonnenbusch« angekommen, fällt ihr Blick sogleich auf die Kommunikationsregeln, die bereits in der Umkleidekabine hängen.

»Es ist okay, wenn du nicht immer mit jedem kannst. Es ist okay, dass du das ansprichst, was dir nicht guttut.« Das sind die ersten beiden Sätze, die sie liest. Dadurch ermutigt, traut sich Birgit die Situation mit Frau Schmelzbach direkt in der Übergabe anzusprechen. »Liebe Kolleginnen, gestern war es mir zu viel mit Frau Schmelzbach. Ich war total genervt von ihrem Rufen. Das hat mich den ganzen Tag über beschäftigt. Und sogar heute Nacht, sodass ich heute total verspannt bin und Angst habe, ihr gegenüber noch gereizter zu sein.« Alle Kolleginnen zeigen hierfür Verständnis und Frau Schmelzbach wird heute von jemand anderem übernommen, dafür übernimmt Birgit einen Bewohner aus einer anderen Pflegegruppe. Kommunikation kann so einfach sein, denkt sich Birgit, aber manchmal braucht es einen kleinen Denkanstoß.

5.2.2 Strukturierte Teamgespräche

Kurzbeschreibung

Hierbei handelt es sich um regelmäßige Teamgespräche oder Fallbesprechungen, in denen in einem geschützten Rahmen (bei Bedarf ohne Vorgesetzte, um das Angebot hierarchiefrei zu gestalten) über Gewaltereignisse gesprochen werden kann. Auch ethische oder spezifische Fragen, z. B. einen Wohnbereich oder bestimmte Bewohner*innen betreffend, können hier diskutiert werden. Die Nutzung festgelegter Strukturen und Abläufe sorgt für einen geregelten Zeitrahmen und soll Diskussionen vermeiden, die nicht zielführend sind. Bei Bedarf kann diese Intervention mit der Intervention Vertrauenspersonen/-teams (▶ Kap. 5.5.2) kombiniert werden.

Was soll die Intervention bewirken?

Regelmäßige strukturierte Teamgespräche fördern die Kommunikations- und Teamkultur. Durch den Austausch innerhalb und zwischen Berufsgruppen zum Thema Gewalt wird das Thema enttabuisiert und die Mitarbeiter*innen sensibilisiert. Das gemeinsame Finden von Lösungsstrategien fördert zusätzlich die Handlungssicherheit der Beschäftigten.

An wen richtet sich die Intervention?

Die Intervention richtet sich hauptsächlich an Mitarbeiter*innen der Einrichtung.

Wer ist wofür zuständig?

Die Ideensammlung und grobe Planung der Intervention sollten im PEKo-Team erfolgen. Um die strukturierten Teamgespräche als regelmäßige Maßnahme zu etablieren und bestmöglich in bestehende Abläufe zu integrieren, ist für die Planung der konkreten Umsetzung die Leitungsebene mit einzubeziehen.

Was ist zu planen?

Entwicklung:

- Bedarfsanalyse: Ist ein wohnbereichs- und arbeitsbereichsübergreifender Austausch notwendig, z. B., um für alle Bereiche relevante Informationen auszutauschen? Ist ein Austausch in kleineren Gruppen notwendig, z. B., um konkrete Fälle zu besprechen?
- Ressourcenanalyse: Welche Austauschmöglichkeiten werden in der Einrichtung bereits genutzt oder könnten reaktiviert werden, um diese Intervention darin zu integrieren? Gibt es Personen mit speziellen Kompetenzen innerhalb der Einrichtung, die eingebunden werden können (z. B. Supervision, Beratung, Vertrauenspersonen usw.)?
- Festlegung des Formats (z. B. Übergabeformat, Fallbesprechung) und Zielgruppe: Welche Berufsgruppen sollen einbezogen werden? Soll die Leitungsebene fest in die Gespräche mit einbezogen werden oder nur bei Bedarf?
- Planung der konkreten Durchführung (Räumlichkeiten, feste Uhrzeiten), ggf. Aneignung von Methodenkenntnissen (z. B. Methode der kollegialen Beratung), Absprachen mit unterstützenden Personen

Umsetzung:

- Information/Einladung der Teilnehmer*innen
- Durchführung je nach Format (siehe »Wie kann ich mir die Intervention genauer vorstellen?«)

Welche Ressourcen sind notwendig?

- Materialien: Einladungen zu Teamgesprächen, Materialien zur Durchführung (z. B. Flip-Chart zur visuellen Unterstützung usw.)
- Entwicklungszeit: ca. ein bis zwei PEKo-Treffen, bei Anwendung der Methode kollegiale Beratung zusätzliches Übungstreffen zur Anwendung der Methode
- Umsetzungszeit: je nach Format und individueller Planung ca. 30–60 Min.
- Personal Entwicklung: PEKo-Team und Vertretung der Leitungsebene zur konkreten Organisation, ggf. weitere Personen mit spezifischen Kompetenzen

- Personal Durchführung: ein*eine Moderator*in, weitere teilnehmende Personen je nach Format

Wann und wie häufig sollte die Intervention durchgeführt werden?

- Die Planung der Intervention ist ab dem 4. Teamtreffen zu empfehlen.
- Es wird eine monatliche Durchführung der strukturierten Teamgespräche empfohlen.
- Von einer Planung nur für Bedarfsfälle ist abzuraten, da es durch Schwierigkeiten bei der Terminfindung dazu führen kann, dass notwendige Gespräche aufgeschoben werden.

Wie kann die Intervention nachhaltig implementiert werden?

Die Intervention kann an vorhandene Strukturen angeschlossen werden und im Gewaltpräventionskonzept (▶ Kap. 5.5.3) verankert werden. Eine regelmäßige Durchführung zu festen Terminen (z. B. am ersten Montag im Monat) ist zu empfehlen. Zu Beginn der Implementierung kann es notwendig sein, dass PEKo-Teammitglieder »den Anfang machen müssen«, um andere Mitarbeiter*innen zu ermutigen, ihre Anliegen offen anzusprechen. Der regelmäßige Austausch in den PEKo-Teamtreffen ist eine gute Übung dafür.

Wie wurden Aufwand und Nutzen der Intervention eingeschätzt?

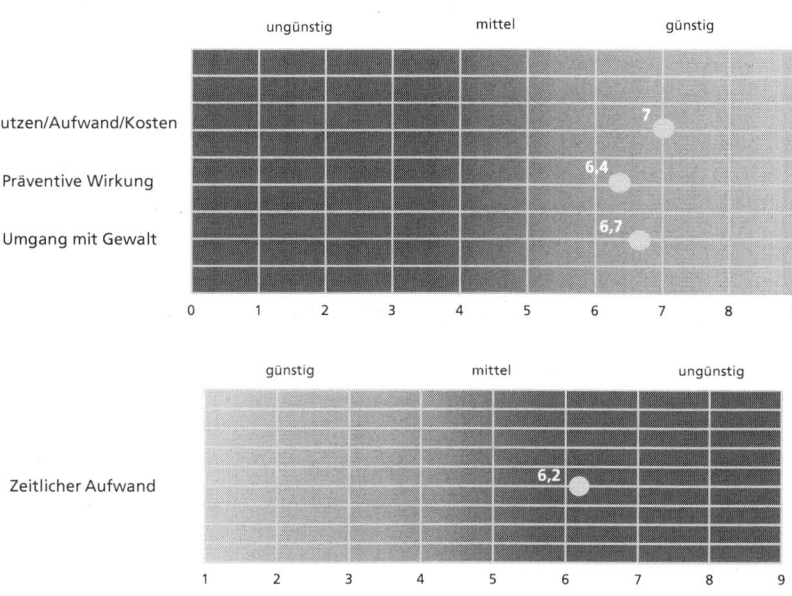

Abb. 8: Einschätzung Intervention »Strukturierte Teamgespräche« (eigene Darstellung)

Wie kann ich mir die Intervention genauer vorstellen?

- Durchführung monatlicher »Hausgespräche«, an denen Vertreter*innen jeder Berufsgruppe/jedes Wohnbereichs teilnehmen, um kurz wichtige Informationen über neue Abläufe oder neue Bewohner*innen weiterzugeben (z. B. »Hr. Müller nicht von hinten ansprechen, da er schreckhaft ist und dann zu Aggressionen neigt.«)
- Nutzung eines Gesprächskreises, um in geschütztem Rahmen Gewaltereignisse und Probleme zu besprechen und Nachsorge anzubieten, ggf. mit externer Moderation wie z. B. Seelsorge/Supervision
- Regelmäßige Durchführung von Kollegialer Beratung (als feste Methode), um im Kleinteam pragmatische Lösungen für Fallsituationen zu erarbeiten

Welche Erfahrungen haben andere Einrichtungen bei der Umsetzung gemacht?

- Bei der Umsetzung der Intervention anhand der Methode der Kollegialen Beratung kann es zu Beginn zu Unmut der Mitarbeiter*innen kommen, da die ersten Durchgänge aufgrund der neuen Methode meist etwas länger dauern als geplant.

> **Weiterführende Dokumente, Literatur und Links**
>
> Arbeitshilfe (▶ Kap. 6.2.2)

5.3 Modul Selbstreflexion und Person-zentrierte Pflege

5.3.1 Rollentauschtag

Kurzbeschreibung

Der Rollentauschtag dient der Selbstreflexion. Dies wird erreicht, indem sich die Mitarbeiter*innen in die Rolle der pflegebedürftigen Personen versetzen oder versetzen lassen, um so Kommunikations- und Handlungsmuster in alltäglichen Situationen »am eigenen Leib« zu erleben. Diese Erfahrungen werden im anschließenden Austausch von den Teilnehmenden reflektiert. Je nach Ausgestaltung der Szenarien können alle Berufsgruppen innerhalb der Einrichtungen in die Fortbildung einbezogen werden.

Was soll die Intervention bewirken?

Der Rollentauschtag soll Mitarbeiter*innen für gewaltbehaftete Routinen sensibilisieren und die Person-zentrierte Pflege fördern.

An wen richtet sich die Intervention?

Die Intervention adressiert primär Mitarbeiter*innen und bietet eine gute Möglichkeit, diese aktiv zu erreichen. Bewohner*innen profitieren indirekt durch Verhaltensänderungen der Mitarbeiter*innen.

Wer ist wofür zuständig?

Die Vorbereitung der Szenarien sollte praxisnah im PEKo-Team entwickelt werden. Die PEKo-Teammitglieder können bei der Durchführung des Rollentauschtages die Begleitung der einzelnen Szenarien übernehmen. Für die Koordination der zeitlichen, personellen und materiellen Ressourcen sind Absprachen mit der Leitungsebene notwendig – ebenso für eine konzeptionelle Verankerung der Intervention.

Was ist zu planen?

 Entwicklung:

- Durchführung einer Bedarfsanalyse: Wann und wie kommt es zu Situationen mit Gewaltpotential?
- Entwicklung von praxisnahen Fallsituationen
- Ausformulierung klarer Regieanweisungen
- Organisation von Requisiten (je nach Fallsituation)

 Umsetzung:

- Festlegung der Moderation und Begleitung der Fallsituationen
- Planung und Festlegung der Zeit- und Raumressourcen (Dienstplanung und Raumplanung)
- ggf. feste Einteilung in Kleingruppen

Welche Ressourcen sind notwendig?

- Materialien: Moderationskarten/Regieanweisungen, Requisiten je nach Fallsituation (z. B. Pflegebett, Waschschüssel, Essen, Besteck usw.), geeigneter Raum oder mehrere Räume für die jeweiligen Fallsituationen
- Entwicklungszeit: ein bis zwei PEKo-Treffen
- Umsetzungszeit: je nach Gruppengröße und Anzahl der Situationen fünf bis zehn Minuten reine Spielzeit/Situation

5.3 Modul Selbstreflexion und Person-zentrierte Pflege

> Achtung: ausreichend Zeit für Reflexion und Moderation einplanen

- Personal: eine Person zur Moderation der Veranstaltung, ein bis zwei Begleitpersonen je Fallsituation, pro Fallsituation vier bis acht Mitarbeiter*innen als Teilnehmende

Wann und wie häufig sollte die Intervention durchgeführt werden?

Die Intervention sollte in der Mitte der Projektlaufzeit durchgeführt werden, da eine vorherige Sensibilisierung im Themenkomplex zur Umsetzung der Intervention zielführend erscheint. Eine Nutzung als aktiver Projektabschluss ist ebenso denkbar. Eine regelhafte Wiederholung in jährlichen Abständen ist zu empfehlen. Dabei ist zu bedenken, dass stets mehrere Termine angeboten werden sollten, um möglichst viele Mitarbeiter*innen zu erreichen.

Wie kann die Intervention nachhaltig implementiert werden?

Eine Verortung der Intervention im jährlichen Fortbildungskatalog wird empfohlen. Auch eine Platzierung der Fortbildung im Rahmen der Einarbeitung ist vorstellbar.

Wie wurden Aufwand und Nutzen der Intervention eingeschätzt?

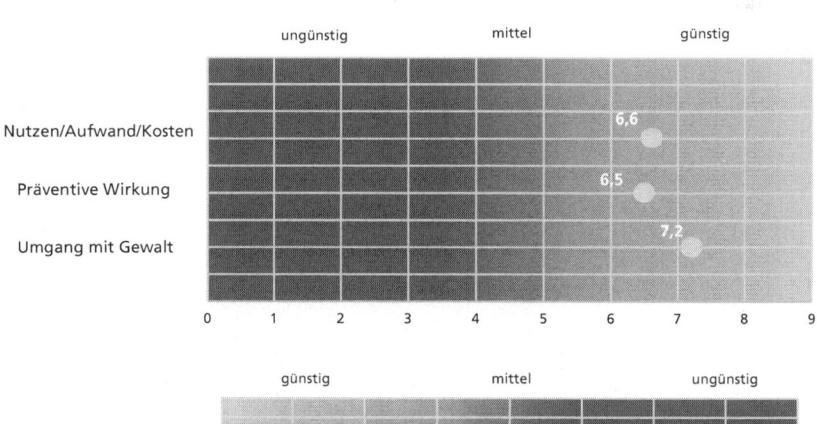
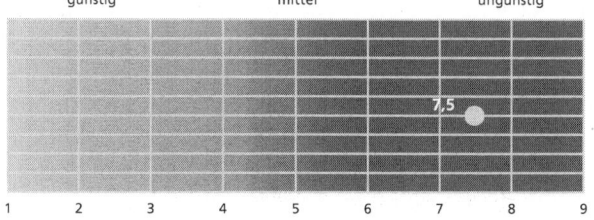

Abb. 9: Einschätzung Intervention »Rollentauschtag« (eigene Darstellung)

Wie kann ich mir die Intervention genauer vorstellen?

Beispiele für Fallsituationen können sein: Positionierung einer Bewohnerin im Pflegebett, Anreichen von Essen oder Schieben im Rollstuhl bei einem Bewohner mit Seheinschränkungen.

Welche Erfahrungen haben andere Einrichtungen bei der Umsetzung gemacht?

- −
  Manche Personen fühlen sich zunächst bei Rollenspielen unwohl. Um es den Teilnehmer*innen leichter zu machen, sollten die Regieanweisungen möglichst konkret ausformuliert sein.
- +
  Der Rollentausch kann viele Emotionen hervorrufen. Dadurch bleibt er lange im Gedächtnis. Es ist jedoch wichtig, ausreichend Zeit für die Nachbesprechung der Fallsituationen einzuplanen, um die verschiedenen Empfindungen auffangen zu können.
- +
  Individuell auf Einrichtung zugeschnittene, praxisnahe Situationen fördern Akzeptanz und Nutzen.

> **Weiterführende Dokumente, Literatur und Links**
>
> Arbeitshilfe (▶ Kap. 6.3.1)

Fallbeispiel Rollentauschtag

Die einmal im Quartal durchgeführten Rollentauschtage in der Senior*inneneinrichtung der Stadt Entenbach erfreuen sich bei den Mitarbeiter*innen großer Beliebtheit. Neben dem Spaß in der Durchführung führten diese auch dazu, dass die Mitarbeiter*innen mittlerweile deutlich sensibler im Pflegealltag agieren. Durch das »Erleben am eigenen Leib« fahren sie die Bewohner*innen, die auf Rollstühle angewiesen sind, deutlich langsamer und achtsamer und auch beim Essen Anreichen steht niemand mehr zwischen zwei Bewohner*innen und reicht diesen zeitgleich das Essen an. Auch durch das Spüren, wie angstvoll das Mobilisieren mittels eines Personenlifters ist, wird mittlerweile niemand mehr alleine durch eine*n Mitarbeiter*in mobilisiert.

Seit drei Wochen ist Swetlana neu in der Einrichtung. Sie wurde zwei Wochen lang von verschiedenen Kolleg*innen eingearbeitet. In ihrem täglichen Arbeitsalltag fühlt sich Swetlana bezogen auf die pflegerischen und alltagsbegleitenden Abläufe sowie ihre erlernten pflegerischen Tätigkeiten sicher. In einigen Situationen allerdings, vor allem ungeplant auftretende, die eine spontane Flexibilität der Arbeitsroutine erfordern, fühlt sie sich noch unsicher. Hierbei hat sie Angst, Fehler zu machen, die eine unmittelbare Auswirkung auf die Gesundheit der ihr anvertrauten Menschen haben.

Als Swetlana heute zum Dienst kommt, hört sie die beiden Nachtwachen auf dem Balkon miteinander reden. »Hast du schon gehört? Diese Neue hält alle bei der Arbeit auf. Vor allem Björn hat sich darüber total geärgert und gesagt, dass er mit seiner eigenen Arbeit gar nicht mehr fertig wird.«

Nach der Übergabe fragt Swetlana Björn, ob er kurz Zeit für sie hätte. Sie fragt ihn, ob er ein Problem mit ihr habe – sie spüre, dass ihn ihre Unterstützungsbitten nerven würden. Die Nachtwachen möchte sie bewusst nicht erwähnen. Björn fährt sie daraufhin an: »Spinn nicht rum! Das bildest du dir nur ein! Aber ja, dein ewiges Gefrage nervt!« Das Ansprechen brachte keine Klärung für Swetlana. Jetzt fühlt sie sich noch unsicherer in ihrer Arbeit. Zur Pflegedienstleitung möchte sie wegen so einer Kleinigkeit auch nicht rennen – das wäre ja Verpetzen, denkt sich Swetlana. »Und ich bin ja selbst schuld, was bin ich denn auch so langsam?«

Der Konflikt mit Björn lässt ihr keine Ruhe, aber ihn nochmal ansprechen, traut sie sich auch nicht. Zu Uta hat sie allerdings ein gutes Vertrauensverhältnis. Vielleicht soll ich diese mal ansprechen, denkt sie sich.

Uta lässt sich die Situation von Swetlana schildern. Nach dem emotionalen Bericht von Swetlana fragt sie diese, ob sie die geschilderte Situation für den nächsten Rollentauschtag nutzen dürfe. Swetlana bejaht dies. Der nächste Rollentauschtag steht unter dem Motto »Gewalt unter uns«. Die Situation von Swetlana wird mit Regieanweisungskarten durchgespielt. Zwei Mitarbeiter*innen sitzen zusammen und erhalten die Regieanweisung: »Unterhaltet euch über die ›schlechte‹ Arbeitsqualität eines Kollegen!« Ein*e Mitarbeiter*in erhält die Regieanweisung: »Stell dich vor die Tür und höre zu!«

Nach dem kurzen Durchspielen der Situation werden alle drei Beteiligte gebeten, zu berichten, wie es ihnen in der Situation erging. Danach wird in der gesamten Gruppe beleuchtet, wie man die Situation besser lösen könne. Hierbei wird schnell klar, dass nicht über, sondern mit den Kolleg*innen gesprochen werden soll. Die Situation wird anschließend nochmals durchgespielt, allerdings als Positiv-Szenario anhand der gesammelten Ergebnisse aus der Gruppe. Die beiden Mitarbeiter*innen sitzen zusammen. »Hast Du gehört, dass sich Kollege X gestern über Kollegin Y aufgeregt hat?«, »Ja, hab ich. Komm lass ihn uns heute mal ansprechen, ob wir helfen können. Du kennst ihn doch recht gut.« ist der Dialog der beiden Rollenspieler*innen. Vor der Tür wartet in diesem Szenario niemand mehr. Nach diesem erneuten Rollenspiel erfolgt eine erneute Reflexion über die Situation. Alle Beteiligten fühlen sich hierbei gut.

Eine ähnliche Situation, wie jene zwischen Björn und Swetlana kommt nicht mehr vor. Nach dem Rollentauschtag geht Björn zu Swetlana und entschuldigt sich für ein »pampiges Verhalten« ihr gegenüber.

5.3.2 HausUNordnung

Kurzbeschreibung

Die HausUNordnung ist als Appell für mehr Akzeptanz von individuellen Verhaltensweisen kognitiv beeinträchtigter Menschen zu verstehen. Anhand kleiner Aushänge in Form eines Plakates (▶ Kap. 5.1.2) mit humorvoll formulierten Regeln wird erklärt, dass auf den ersten Blick ungewöhnliche Verhaltensweisen (z. B. bei Menschen mit Demenz) als Teil des Alltags in der Einrichtung wahrgenommen werden sollen. Im gleichen Zuge wird um Verständnis für das Verhalten der Betroffenen gebeten.

Was soll die Intervention bewirken?

Die HausUNordnung dient der Selbstreflexion im Umgang mit Situationen, die auf den ersten Blick ungewöhnlich und unverständlich erscheinen. Durch eine gezielte Aufklärung wird dabei Verständnis bei denjenigen geweckt, die diese Situationen wahrnehmen. Das Konfliktpotential wird dadurch verringert und ein wertschätzender Umgang gefördert.

An wen richtet sich die Intervention?

Die Intervention richtet sich an alle Personen, die sich innerhalb der Einrichtung aufhalten wie Angehörige, Besucher*innen, Mitarbeiter*innen und Bewohner*innen.

Wer ist wofür zuständig?

Die inhaltlichen Formulierungen, kreative Ausgestaltung und Planung passender Aushängeorte können im PEKo-Team gemeinsam erarbeitet werden.

Was ist zu planen?

 Entwicklung:

- Durchführung einer Bedarfsanalyse: Welche Verhaltensauffälligkeiten von Bewohner*innen führen zu Unverständnis?
- Ausformulierung der Regeln für die HausUNordung mit kurzem Einleitungstext
- Planung der optischen Ausgestaltung (z. B. mit Fotos aus der Einrichtung)

Umsetzung:

- Ggf. Fotoaufnahmen für die Ausgestaltung des Plakates
- Fertigstellung des Layouts und ggf. Druck der Plakate
- Aushänge in der Einrichtung (in Absprache mit der Einrichtungsleitung)

Welche Ressourcen sind notwendig?

- Materialien: Schreibmaterial, Plakate, Papier usw., ggf. Computer, Drucker, Kamera zur kreativen Gestaltung
- Entwicklungszeit: zwei bis drei PEKo-Treffen
- Umsetzungszeit: je nach Gruppengröße und Anzahl der Regeln

> Achtung: ausreichend Zeit für die Gestaltung des Plakates einplanen (Fotoaufnahmen, Druck usw.)

- Personal: PEKo-Team

Wann und wie häufig sollte die Intervention durchgeführt werden?

Die Intervention kann bereits Anfang bis Mitte der Projektlaufzeit durchgeführt werden. Es ist davon auszugehen, dass vorhandene Verhaltensauffälligkeiten von Bewohner*innen der Einrichtung den Mitarbeiter*innen bekannt sind. Mitarbeiter*innen, Bewohner*innen und Angehörige können bei Bedarf und individuell auf die HausUNordnung hingewiesen werden.

Wie kann die Intervention nachhaltig implementiert werden?

Die Mitarbeiter*innen sollten in regelmäßigen Abständen an die Regeln erinnert werden, um somit eine gefestigte Sensibilisierung zu erreichen. Eine Überarbeitung/Aktualisierung der HausUNordnung kann einrichtungsspezifisch sinnvoll sein.

Wie wurden Aufwand und Nutzen der Intervention eingeschätzt?

Die Intervention wurde nicht in die Online-Befragung zur Einschätzung einbezogen, da sie als Sonderform des Plakates anzusehen ist.

Wie kann ich mir die Intervention genauer vorstellen?

Eine Regel kann z. B. sein: »Hier darf jede Person ihr Päckchen tragen, denn unsere Bewohner*innen sind fleißig und räumen gern – z. B. Servietten, Handtücher, Blumen, Obst oder Besteck.«

Weiterführende Dokumente, Literatur und Links

Arbeitshilfe (▶ Kap. 6.3.2)

Fallbeispiel HausUNordnung

Frau Fritsch lebt seit zwei Jahren im Haus »Sonnenschein«. Die Bewohner*innen dort sind mehrheitlich gerontopsychiatrisch erkrankte Menschen. Frau Fritschs Alzheimer-Erkrankung hat sich seit ihrem Einzug verschlechtert und sie zeigt einige Besonderheiten. Sie ruht sich des Öfteren in den Betten der anderen Mitbewohner*innen aus, hat oft nicht ihre eigene Kleidung an, meist isst sie ohne Messer und Gabel und räumt oft Dinge hin und her. Allerdings scheint sie hierbei zufrieden zu sein und auch die anderen Mitbewohner*innen fühlen sich durch ihr Handeln nicht gestört.

Bei den ersten diesbezüglichen Veränderungen konnte Frau Fritschs Tochter noch darüber hinwegsehen, doch mittlerweile stören sie diese Besonderheiten ihrer Mutter. Regelmäßig beschwert sie sich deshalb bei der Pflegedienstleitung, die diese Beschwerden an die Mitarbeiter*innen weitergibt. Die Mitarbeiter*innen achten nach der Beschwerdeweitergabe bei angekündigten Besuchen nun regelmäßig darauf, dass alles »normal« läuft. So wird darauf geachtet, dass Frau Fritsch bei den Besuchen ihrer Tochter in ihrem Zimmer ist, ihre eigene Kleidung anhat sowie das Essen mit Besteck angereicht bekommt. Frau Fritsch wehrt sich regelmäßig vor den Besuchen, wenn sie umgezogen werden muss, und auch von den Mahlzeiten nimmt sie deutlich weniger ein. An Tagen, an denen kein Besuch angekündigt ist, wird nicht darauf geachtet. Frau Fritsch liegt in jenen Betten, die ihr gefallen, trägt das, was sie möchte, und nimmt ihre Mahlzeiten ohne Messer und Gabel, aber eigenständig ein. Sie wirkt insbesondere an diesen Tagen entspannter. Da sich auch einige Mitarbeiter*innen mit den Besonderheiten von Frau Fritsch schwertun, gibt es in der Einrichtung kein gleiches Agieren und niemand traut sich mit der Tochter von Frau Fritsch zu sprechen, um die Situation aufzulösen.

Nachdem die Situation am Wochenende fast eskalierte, indem Frau Fritsch von zwei Mitarbeiter*innen festgehalten werden musste und eine sich darum kümmerte, sie dabei umzuziehen, erfolgte am Montag darauf eine Fallbesprechung. Hierbei kam die Idee auf, eine »HausUNordnung« zu entwerfen. Diese »HausUNordnung« ist als Appell für mehr Akzeptanz von individuellen Verhaltensweisen kognitiv beeinträchtigter Menschen zu verstehen. Anhand kleiner Aushänge in Form eines Plakates mit humorvoll formulierten Regeln wird erklärt, dass auf den ersten Blick ungewöhnliche Verhaltensweisen (z. B. bei Menschen mit Demenz) als Teil des Alltags in der Einrichtung wahrgenommen werden sollen. Im gleichen Zuge wird um Verständnis für das Verhalten der Betroffenen gebeten. Gekoppelt wird diese Intervention an eine Infoveranstaltung für Angehörige und Mitarbeiter*innen, in der über die Besonderheiten des

Krankheitsbildes Demenz informiert wird. Hierfür konnte ein ortsansässiger Neurologe gewonnen werden. Im Laufe der Veranstaltung entsteht ein reger Austausch zwischen den Angehörigen selbst und auch zwischen Angehörigen und Mitarbeiter*innen. Auch Frau Fritschs Tochter bringt sich in die Austausche mit den Mitarbeiter*innen und auch anderen Angehörigen ein und merkt recht schnell, dass die »Besonderheiten« ihrer Mutter keine sind und auch andere Bewohner*innen diese zeigen, deren Angehörige sich ebenso schwer damit tun. Zum Ende des Abends wird die im gesamten Mitarbeiter*innen-Team erarbeitete »HausUNordnung« präsentiert und im gemeinsamen Austausch mit den Angehörigen besprochen und zum Teil überarbeitet. Anschließend wird sie in der gesamten Einrichtung ausgehängt.

Seit dieser Intervention herrscht in der Einrichtung eine gemeinsame Vision, die von Demenz betroffenen Menschen »in ihrer Welt zu belassen« und seine eigenen Idealvorstellungen nicht auf die Bedürfnisse der betroffenen Menschen zu »überstülpen«. Frau Fritschs Tochter wirkt seit dem Infoabend und der gemeinsam getroffenen »Vereinbarung« deutlich entspannter bei ihren Besuchen, was sich natürlich auch auf Frau Fritsch überträgt.

5.3.3 Lebensbilder

Kurzbeschreibung

Bei dieser Intervention handelt es sich um eine Form der Biographiearbeit. Informationen über die Lebensgeschichte von Bewohner*innen mit Demenz oder anderweitigen kognitiven Einschränkungen werden in gezielten Gesprächen mit Angehörigen gesammelt und zu einer anschaulichen und niedrigschwelligen biographischen Darstellung zusammengestellt, z. B. in Form einer bildlichen Darstellung. Diese »Lebensbilder« werden nach Rücksprache mit den Angehörigen in den Zimmern der jeweiligen Bewohner*innen hinterlegt und/oder in einem Ordner im Stationszimmer aufbewahrt.

Was soll die Intervention bewirken?

Das Wissen über die Lebensgeschichten der Bewohner*innen soll die Mitarbeiter*innen in der Wahrnehmung der individuellen Persönlichkeiten und im empathischen Umgang stärken. Die Hintergrundinformationen bieten einen Anknüpfungspunkt für Aktivitäten und Gespräche, die den Beziehungsaufbau zwischen Bewohner*innen und Mitarbeiter*innen erleichtern. Der Person-zentrierte Ansatz verbessert die Qualität der Pflege und die Lebensqualität der Bewohner*innen.

An wen richtet sich die Intervention?

Die Intervention richtet sich gleichermaßen an Mitarbeiter*innen und Bewohner*innen mit Demenz oder anderen kognitiven Einschränkungen.

Wer ist wofür zuständig?

Die biographischen Darstellungen (»Lebensbilder«) können vom PEKo-Team erstellt werden. Um die notwendigen Informationen zusammenzutragen, ist es wichtig, die Angehörigen und/oder Bekannte (Zugehörige) der Bewohner*innen einzubeziehen. Daher kann die Unterstützung durch Mitarbeiter*innen, die im Austausch mit den betreffenden Angehörigen stehen, hilfreich sein.

Was ist zu planen?

 Entwicklung:

- Durchführung einer Bedarfsanalyse: Welche Bewohner*innen kommen für die Intervention in Frage?
- Festlegung der weiteren Vorgehensweise: Welche Informationen möchten wir zu den Bewohner*innen zusammentragen? Wie treten wir mit den Angehörigen in Kontakt?
- Zusammentragen der notwendigen Informationen, Fotos und ggf. Gegenstände

Umsetzung:

- Ausformulierung und einheitliche Gestaltung der »Lebensbilder«
- Implementierungsstrategie: Wo sollen die »Lebensbilder« aufbewahrt werden? Wie können wir Mitarbeiter*innen auf die »Lebensbilder« aufmerksam machen, z. B. in Informationsveranstaltungen (▶ Kap. 5.1.3), im Rahmen von Teambesprechungen oder bei einer Gewaltpräventionsschulung (▶ Kap. 5.4.2).

Welche Ressourcen sind notwendig?

- Materialien: je nach Ausgestaltung der »Lebensbilder«
- Entwicklungszeit: ein PEKo-Treffen (+ ausreichend Zeit für das Zusammentragen der Informationen)
- Umsetzungszeit: ein PEKo-Treffen (+ ggf. notwendige Zeit für Informationsveranstaltungen usw.)
- Personal: PEKo-Team, An- und Zugehörige, ggf. weitere Mitarbeiter*innen, die Kontakt zu Angehörigen herstellen können (+ Personal bei Informationsveranstaltungen oder Schulungen)

Wann und wie häufig sollte die Intervention durchgeführt werden?

Für die Entwicklung der Intervention kann kein fester Zeitpunkt empfohlen werden. Begleitende Schulungen können regelmäßig wiederholt werden. Die »Lebensbilder« sollten bei Bedarf aktualisiert oder neu erstellt werden.

Wie kann die Intervention nachhaltig implementiert werden?

Die »Lebensbilder« können den Mitarbeiter*innen in Teamsitzungen vorgestellt werden oder Inhalt von Informationsveranstaltungen oder Gewaltpräventionsschulungen sein. Dabei ist es wichtig, darauf hinzuweisen, wo die »Lebensbilder« aufbewahrt werden. Um die Intervention nachhaltig zu implementieren und den Fundus an »Lebensbildern« aktuell zu halten, sollte die Intervention im Gewaltpräventionskonzept mit Angaben zu Evaluation und Zuständigkeiten hinterlegt werden.

Wie wurden Aufwand und Nutzen der Intervention eingeschätzt?

Die Intervention wurde nicht in die Online-Befragung zur Einschätzung einbezogen, da sie mittels einer Literatursuche recherchiert wurde und nicht als direktes Projektergebnis anzusehen ist.

Wie kann ich mir die Intervention genauer vorstellen?

Die »Lebensbilder« sollten rund zwei Seiten umfassen und können Hinweise zur Kindheit, Familie und Freunden, Persönlichkeit, Beruf, Hobbys, Vorlieben, Abneigungen und besonderen Lebensereignissen enthalten. Zusätzlich können sie mit Fotos und weiteren für die Person wichtigen Gegenständen ergänzt werden (z. B. Kopien von wichtigen Auszeichnungen).

- Achtung: Die »Lebensbilder« sollten anwendungsfreundlich so gestaltet sein, dass das Lesen nicht länger als fünf Minuten dauert.
- Tipp: Die »Lebensbilder« können in Anlehnung an »Freundesbuchbucheinträge« gestaltet werden.
- Tipp: Zum Aushängen in den Zimmern der Bewohner*innen können die »Lebensbilder« laminiert werden.

Weiterführende Dokumente, Literatur und Links

Einbezug der in der Einrichtung angewandten Biographiearbeit und Studie von Eritz et al. (2016).

5.4 Modul Handlungssicherheit

5.4.1 Handlungsleitfaden

Kurzbeschreibung

Ein Handlungsleitfaden ist eine strukturierte Liste von Handlungsschritten, an denen sich Mitarbeiter*innen in Konfliktsituationen orientieren können. Dabei kann es sich um präventive Maßnahmen, Verhaltensschritte in Akutsituationen, Hinweise zur Dokumentation der Situation und Nachbetreuung betroffener Personen handeln. Von den Schritten kann je nach individueller Situation abgewichen werden.

Was soll die Intervention bewirken?

Ein Handlungsleitfaden soll den Mitarbeiter*innen mehr Sicherheit im Umgang mit Konfliktsituationen und Gewaltereignissen vermitteln. Durch die Verschriftlichung besteht jederzeit die Möglichkeit, einzelne Schritte nachzulesen und umzusetzen. Die Bewohner*innen profitieren von dem deeskalierenden und beständigeren Handeln der Mitarbeitenden. Dies vermittelt Sicherheit im Umgang mit den Bewohner*innen und stärkt die Qualität der Versorgung.

An wen richtet sich die Intervention?

Die Intervention richtet sich hauptsächlich an Mitarbeiter*innen, die im direkten Kontakt mit den Bewohner*innen stehen.

Wer ist wofür zuständig?

Die Erstellung eines Handlungsleitfadens erfolgt im PEKo-Team. Die Leitungsebene sollte spätestens nach dem ersten Entwurf des Leitfadens einbezogen werden.

Was ist zu planen?

 Entwicklung:

- Brainstorming und Diskussion zu Form und Inhalt des Handlungsleitfadens: Dabei sollte der Leitfaden die Zeitebenen vor (»Prävention/Deeskalation«), während (»Akutsituation/Gewaltvorfall«) und nach einem Gewaltvorfall (»Nachsorge«) umfassen sowie den Blickwinkel aller Beteiligten (direkt Beteiligte und weitere Unterstützende) berücksichtigen und möglichst spezifisch auf die Einrichtung abgestimmt sein.

- Detaillierte Sammlung, Diskussion und Zuordnung von Maßnahmen und Handlungsschritten je Zeitebene

Umsetzung:

- Ausformulierung des Dokuments: Wie sollen die Inhalte dargestellt werden?
- ggf. Austausch mit weiteren Mitarbeiter*innen im Gesamtteam
- Überarbeitung des Handlungsleitfadens
- Finalisierung und Druck
- Strukturierte Information der Mitarbeiter*innen über die Existenz des Leitfadens, z. B. durch Informationsveranstaltungen (▶ Kap. 5.1.3), Gewaltpräventionsschulungen (▶ Kap. 5.4.2) oder in bereits bestehenden Austauschformaten der Einrichtung
- ggf. konzeptionelle Verankerung (▶ Kap. 5.5.3)

Welche Ressourcen sind notwendig?

- Materialien: Literatur zur Erstellung eines Leitfadens (s. auch Arbeitshilfe ▶ Kap. 6.4.1), ggf. Flip-Chart, Moderationskarten, Stellwand usw.
- Entwicklungszeit: zwei bis drei PEKo-Treffen
- Umsetzungszeit: je nach Einbezug des Gesamtteams in der Einrichtung
- Personal: PEKo-Team und Vertretung der Leitungsebene, ggf. QM-Beauftragte*r bei konzeptioneller Verankerung

Wann und wie häufig sollte die Intervention durchgeführt werden?

- Die Entwicklung der Intervention sollte Anfang bis Mitte der Projektlaufzeit begonnen werden.
- Der Handlungsleitfaden ist als verschriftlichtes Dokument eine permanente Intervention. Eine regelmäßige Information der Mitarbeiter*innen über die Existenz des Handlungsleitfadens ist sinnvoll.

Wie kann die Intervention nachhaltig implementiert werden?

- Mitarbeiter*innen sollten in regelmäßigen Abständen an die Handlungsabläufe erinnert werden, um eine gefestigte Sensibilisierung und Handlungssicherheit zu erreichen. Vertrauenspersonen/-teams können dabei unterstützen (▶ Kap. 5.5.2). Eine konzeptionelle Verankerung im Gewaltpräventionskonzept und im Einarbeitungskonzept neuer Mitarbeiter*innen ist zu empfehlen.
- Eine Überarbeitung/Aktualisierung der Handlungsleitfäden kann einrichtungsspezifisch sinnvoll sein.

Wie wurden Aufwand und Nutzen der Intervention eingeschätzt?

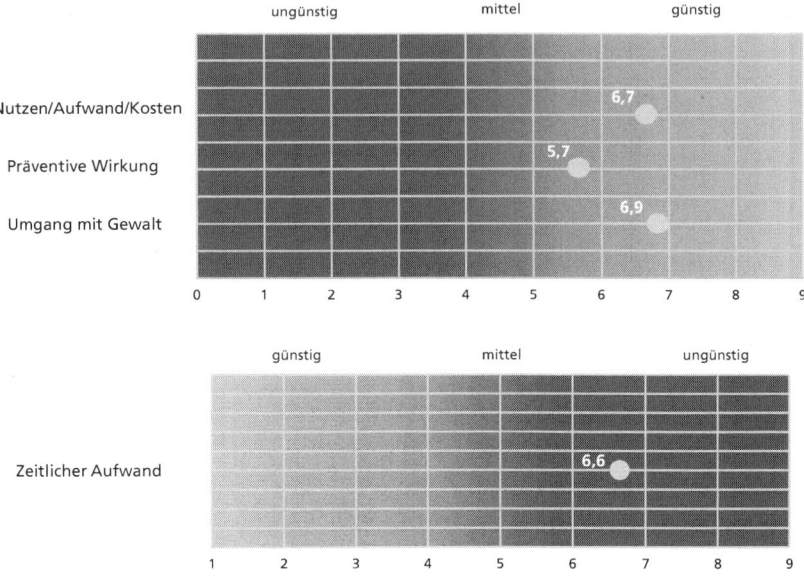

Abb. 10: Einschätzung Intervention »Handlungsleitfaden« (eigene Darstellung)

Wie kann ich mir die Intervention genauer vorstellen?

Einen Einblick in mögliche Inhalte und Strukturen bieten die Leitfragen zur Entwicklung eines Handlungsleitfadens (siehe Arbeitshilfe ▶ Kap. 6.4.1).

Welche Erfahrungen haben andere Einrichtungen bei der Umsetzung gemacht?

- −
  Die Anwesenheit von Leitungspersonen bei der Entwicklung kann die freie Äußerung von PEKo-Teammitgliedern verhindern.
- +
  PEKo-Teammitglieder oder Vertrauenspersonen, die mit den Inhalten des Handlungsleifadens gut vertraut sind, fördern die Implementierung, da sie Kolleg*innen aktiv mit hilfreichen Tipps unterstützen können.
- +
  Der Handlungsleitfaden sollte praxisorientiert und nicht zu lang sein.

 Weiterführende Dokumente, Literatur und Links

Arbeitshilfe (▶ Kap. 6.4.1) sowie ggf. Integration der Ergebnisse aus ▶ Kap. 5.1.1

5.4.2 Gewaltpräventionsschulung

Kurzbeschreibung

Gewaltpräventionsschulungen richten sich an die Mitarbeiter*innen der Einrichtung. Sie sollen Wissen vermitteln und die Kompetenz fördern, mit kritischen Situationen und Gewaltvorfällen selbstbewusst und handlungssicher umzugehen, diese aber auch zu reflektieren. PEKo-Teammitglieder können als Moderator*innen in den Schulungen aktiv eingebunden werden. Diese Intervention kann auch kombiniert mit einem Rollentauschtag (▶ Kap. 5.3.1) durchgeführt werden. Ebenso können externe Expert*innen hierbei integriert werden.

Was soll die Intervention bewirken?

Ziel der Gewaltpräventionsschulungen ist die Vermittlung von Strategien und Handlungssicherheiten zur Vermeidung von Gewalt und im Umgang mit dieser in der Pflegepraxis.

An wen richtet sich die Intervention?

Gewaltpräventionsschulungen richten sich an die Mitarbeiter*innen Ihrer Einrichtung.

Wer ist wofür zuständig?

Die Entwicklung der Gewaltpräventionsschulung sollte praxisnah im PEKo-Team erfolgen. Für die Moderation zuständig sind PEKo-Teammitglieder und/oder PEKo-Beauftragte. Für die Koordination der zeitlichen, personellen und materiellen Ressourcen sind ggf. Absprachen mit der Leitungsebene erforderlich, ebenso für eine konzeptionelle Verankerung der Intervention.

Was ist zu planen?

Entwicklung:

- Festlegung der
  - Moderation und Begleitung: Wer führt die Gewaltpräventionsschulungen durch?
  - Inhalte: Welche Inhalte sollen thematisiert werden?
  - Methodik: Wie sollen die Inhalte präsentiert werden?
  - Rahmenbedingungen: Wann, wie oft und wo sollen die Schulungen stattfinden?
  - konzeptionellen Verankerung: Wie sollen Gewaltpräventionsschulungen konzeptionell verankert werden?

Umsetzung:

- Erstellung der Materialen für die Schulung, ggf. Umsetzung der Konzeption als PowerPoint-Präsentation oder Handout
- ggf. konzeptionelle Verankerung im Gewaltpräventionskonzept (▶ Kap. 5.5.3)

Welche Ressourcen sind notwendig?

- Materialien: Je nach Ausgestaltung der Gewaltpräventionsschulungen Moderationswand, Moderationskarten, Pinnnadeln/Klebestreifen, Flip-Chart-Papier, Computer, Beamer, Leinwand, geeignete Räumlichkeiten (passende Größe und notwendige Ausstattung bedenken)
- Entwicklungszeit: ein bis zwei PEKo-Treffen

 Achtung: ggf. ausreichend Zeit für die Vorbereitung von Präsentationen oder sonstigen Informationsunterlagen einplanen

- Umsetzungszeit: anderthalb bis zwei Stunden Veranstaltungsdauer
- Personal: je nach Format Personen für die Moderation einplanen

Wann und wie häufig sollte die Intervention durchgeführt werden?

Die Intervention sollte zum Ende der Projektlaufzeit durchgeführt werden, da als Grundlage für die Konzeptualisierung der Gewaltpräventionsschulung das Gewaltpräventionskonzept (▶ Kap. 5.5.3) und/oder der Handlungsleitfaden (▶ Kap. 5.4.1) Ihrer Einrichtung verwendet werden kann. Eine regelhafte Wiederholung der Gewaltpräventionsschulungen in jährlichen Abständen ist zu empfehlen. Zu bedenken ist, dass stets mehrere Termine angeboten werden sollten, sodass möglichst viele Mitarbeiter*innen an der Gewaltpräventionsschulung teilnehmen können.

Wie kann die Intervention nachhaltig implementiert werden?

Die konzeptionelle Verankerung der Gewaltpräventionsschulung im Gewaltpräventionskonzept wird empfohlen. Zudem ist eine Verstetigung im Fortbildungskatalog und im Einarbeitungskonzept Ihrer Einrichtung sinnvoll.

Wie wurden Aufwand und Nutzen der Intervention eingeschätzt?

Die Intervention wurde nicht in die Online-Befragung zur Einschätzung einbezogen, da Inhalte und Ausgestaltung der Schulungen sehr unterschiedlich sein können.

Wie kann ich mir die Intervention genauer vorstellen?

Inhalte Ihrer Gewaltpräventionsschulung können sein:

- Gemeinsamer Gewaltbegriff (▶ Kap. 5.1.1)
- Handlungsstrategien zur Vermeidung von und im Umgang mit Gewalt – Handlungsleitfaden (▶ Kap. 5.4.1)
- Meldewesen (▶ Kap. 5.5.1).

> **Weiterführende Dokumente, Literatur und Links**
>
> Je nach integrierten Inhalten siehe weitere Interventionen, z. B. ▶ Kap. 5.1.1, ▶ Kap. 5.3.1 etc.; weitere Informationen zu möglichen Inhalten unter https://www.pflege-gewalt.de/

5.4.3 Schulungsvideo

Kurzbeschreibung

Gemeint sind Kurzvideos zu Situationen mit Gewaltpotential. Diese können für Schulungen und im Rahmen der Einarbeitung genutzt werden. Es bietet sich an, jede Situation zweimal – einmal als Negativ- und einmal als Positivbeispiel – darzustellen. Es ist auch möglich, die Videos ausschließlich zur positiven Darstellung der ausgewählten Situationen oder zum Aufzeigen von Deeskalationsstrategien zu nutzen.

Was soll die Intervention bewirken?

Die Videos sollen Mitarbeiter*innen durch den Vorher-Nachher-Vergleich für gewaltbehaftete Routinen sensibilisieren und dazu anregen, gemeinsam Lösungsstrategien für die dargestellten Situationen zu erarbeiten. Zusätzlich werden durch die positive Darstellung der Situationen konkrete Handlungsalternativen aufgezeigt.

An wen richtet sich die Intervention?

Die Intervention adressiert primär Mitarbeiter*innen, Bewohner*innen profitieren indirekt durch Verhaltensänderungen der Mitarbeiter*innen.

Wer ist wofür zuständig?

Die Entwicklung der Drehbücher sollte praxisnah im PEKo-Team erfolgen. Je nach Kompetenzen müssen für das Drehen und Bearbeiten der Videos weitere Personen eingebunden werden. Ebenso ist eine Beauftragung externer Personen für die Bearbeitung und den Dreh der Videos denkbar. Die Finanzierung muss dabei mit der Leitungsebene abgestimmt werden.

Was ist zu planen?

 Entwicklung:

- Durchführung einer Bedarfsanalyse: In welchen Situationen fühlen sich die Mitarbeiter*innen unsicher? In welchen Situationen kommt es regelmäßig zu Gewaltverhalten?
- Entwicklung von Drehbüchern
- Organisation von Drehort und Requisiten, z. B. leeres Bewohner*innenzimmer
- Rollenverteilung, ggf. schauspielbegeisterte Mitarbeiter*innen um Unterstützung bitten
- Organisation einer Kamera, ein Videodreh ist jedoch auch problemlos mit einem Smartphone möglich

 Umsetzung:

- Videodreh: Die einzelnen Sequenzen müssen meist mehrfach und aus verschiedenen Perspektiven gedreht werden.
- Ggf. Überarbeitung oder Schneiden der Videos mittels frei zugänglicher Programme, z. B. Windows Movie Maker, IMovie

Welche Ressourcen sind notwendig?

- Materialien: Requisiten, technische Ausstattung, Räumlichkeiten
- Entwicklungszeit: ein bis zwei PEKo-Treffen
- Umsetzungszeit: je nach schauspielerischem Talent und technischer Kompetenz

- Achtung: Ausreichend Zeit für die Bearbeitung der Videos (auch außerhalb der regulären PEKo-Treffen) einplanen
- Die Beauftragung eines externen Dienstleisters reduziert den zeitlichen Aufwand, die entstehenden Kosten müssen jedoch einkalkuliert werden.

Wann und wie häufig sollte die Intervention durchgeführt werden?

Es handelt sich um eine einmalige Interventionsentwicklung. Die Videos können für regelhaft stattfindende Schulungen und in der Einarbeitung neuer Mitarbeiter*innen verwendet und bei Bedarf zusätzlich gezeigt werden.

Wie kann die Intervention nachhaltig implementiert werden?

Die Videos können als Schulungsmaterial genutzt und in den Fortbildungskatalog aufgenommen werden. Eine Verankerung im Einarbeitungskonzept ist zudem empfehlenswert. Zusätzlich können die Videos im Intranet der Einrichtung hinterlegt werden.

Wie wurden Aufwand und Nutzen der Intervention eingeschätzt?

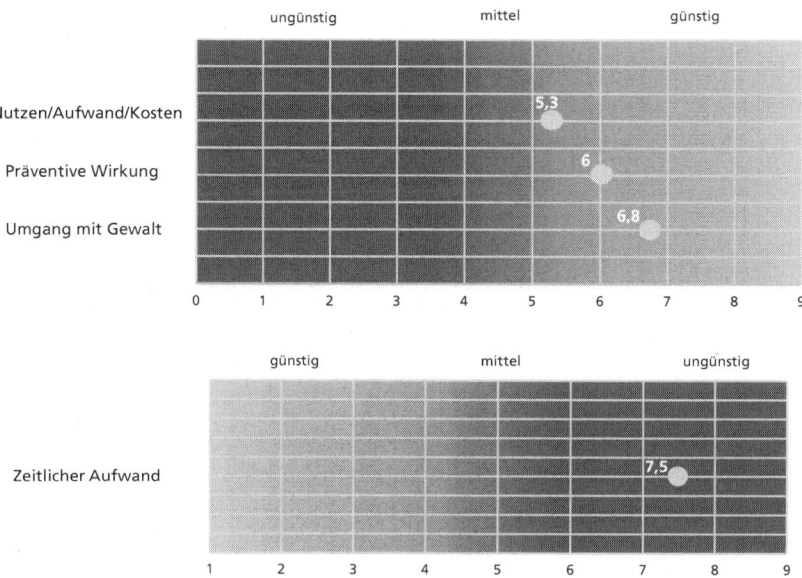

Abb. 11: Einschätzung Intervention »Schulungsvideo« (eigene Darstellung)

Wie kann ich mir die Intervention genauer vorstellen?

- Mögliche Situation: Betreten des Zimmers am Morgen (Anklopfen vergessen, alle Lichter anschalten, Bettdecke wegziehen etc.)

> Tipp: Die Intervention kann mit mehreren Einrichtungen gemeinsam auf einem übergreifenden Treffen entwickelt und von einem externen Dienstleister fertiggestellt werden.

Weiterführende Dokumente, Literatur und Links

Arbeitshilfe (▶ Kap. 6.4.2)

5.5 Modul Nachhaltigkeit und Qualitätssicherung

5.5.1 Meldewesen

Kurzbeschreibung

Sofern eine Gewaltsituation oder eine Situation mit Gewaltrisiko wahrgenommen wurde, sollte eine Meldung erfolgen. Zur systematischen Erfassung ist ein standardisierter Meldebogen notwendig. Dieser kann in digitaler oder papiergestützter Form vorliegen und ermöglicht eine reduzierte, aber dennoch umfassende Dokumentation.

Was soll die Intervention bewirken?

Die Meldung von kritischen Situationen oder Gewaltvorfällen dient nicht nur der Absicherung der Mitarbeiter*innen, sondern auch der Klärung von Sachverhalten und der Einleitung von Nachsorgetätigkeiten. Die Besprechung von Vorfällen anhand deren strukturierter Meldung kann die Reflexionsfähigkeit und eine offenere Kommunikation fördern. Durch die Meldungen können gewaltfördernde Strukturen aufgedeckt und in der Folge verbessert werden. Die strukturierte Dokumentation von Vorfällen kann für die Betroffenen psychisch entlastend wirken.

An wen richtet sich die Intervention?

Das Meldewesen kann an verschiedene Zielgruppen adressiert sein bzw. von allen Beteiligten ausgefüllt werden, z. B. Mitarbeiter*innen, Angehörige und/oder Bewohner*innen.

Wer ist wofür zuständig?

Die Konzeptualisierung des einrichtungsspezifischen Meldewesens zur Erfassung von kritischen Situationen und Gewaltvorfällen kann gemeinsam im PEKo-Team erfolgen. Für die Umsetzung bedarf es Absprachen mit der Leitungsebene und dem/der Qualitätsmanagementbeauftragten Ihrer Einrichtung. Ggf. kann die Auswertung der gemeldeten Vorfälle bzw. die Rückmeldung zu gemeldeten Ereignissen auch durch Vertrauenspersonen/-teams (▶ Kap. 5.5.2) übernommen werden, um hierarchische Vorbehalte zu minimieren.

5.5 Modul Nachhaltigkeit und Qualitätssicherung

Was ist zu planen?

Entwicklung:

- ggf. vorab Recherche von Meldebögen aus anderen Einrichtungen/Kontexten

Brainstorming und Gruppendiskussion zur Festlegung der

- Zielgruppe: An wen richtet sich das Meldewesen?
- Inhalte: Welche kritischen Ereignisse und Gewaltvorfälle sollen erfasst werden?
- Erfassung: Wie wird die Meldung erfasst, z. B. Papierform, elektronisch, vertraulicher Briefkasten
- Weiterleitung: Wie wird die Meldung weitergeleitet?
- Prüfung: Wer erhält die Meldung und prüft sie?
- Nachsorge: Wer reagiert wie auf die jeweiligen Meldungen?
- konzeptionelle Verankerung: Wie soll das Meldewesen konzeptionell verankert sein?

> Achtung: Es empfiehlt sich, die Meldung von Gewaltereignissen ggf. anonym zu gestalten, um das Ausfüllen niedrigschwellig zu halten. Wichtig ist die Haltung, dass die Meldung vorrangig der Qualitätssteigerung dient und nicht der arbeitsrechtlichen Konsequenz.

Umsetzung:

- Konzeption/Design des Meldewesens
- Konzeptionelle Verankerung des Meldewesens (ggf. im Gewaltpräventionskonzept (▶ Kap. 5.5.3) und/oder im Handlungsleitfaden (▶ Kap. 5.4.1))
- Etablierung und Bekanntmachung des Meldewesens über Informationsveranstaltungen (▶ Kap. 5.1.3), Gewaltpräventionsschulungen (▶ Kap. 5.4.2) und/oder Plakate, Flyer und/oder Broschüren (▶ Kap. 5.1.2).

> Wichtig: Eine Meldung kritischer/gewaltbehafteter Ereignisse bedarf immer einer Reaktion, um die Qualität im Umgang mit Gewalt zu verbessern. Eine rein qualitätssichernde Dokumentation (im Sinne einer Ablage dieser Meldung in der vorliegenden Dokumentation ohne etwaige Reaktion) wird eher als reine Pflicht wahrgenommen und bewirkt keinen Kulturwandel im Umgang mit dem Thema Gewaltprävention.

5 Module zur praktischen Umsetzung

Welche Ressourcen sind notwendig?

- Materialien: Vorlagen aus anderem Kontext/Einrichtungen (s. Arbeitshilfe ▶ Kap. 6.5.1)
- Entwicklungszeit: zwei bis drei PEKo-Treffen
- Umsetzungszeit: ein bis zwei Team-Treffen und Zeit für Schulungen bzw. Informationsveranstaltungen
- Personal: PEKo-Team, Leitungsebene, QM-Beauftragte

Wann und wie häufig sollte die Intervention durchgeführt werden?

Die Konzeption und die Etablierung eines Meldewesens in Ihrer Einrichtung sollte frühestens nach dem 3. PEKo-Teamtreffen erfolgen.

Wie kann die Intervention nachhaltig implementiert werden?

Das Meldewesen zur Erfassung kritischer Situationen und Gewaltvorfälle sollte konzeptionell verankert sein, z. B. im Qualitätsmanagement, im Gewaltpräventionskonzept sowie in entsprechenden Handlungsleitfäden. Zur Etablierung und Bekanntmachung des Meldewesens in Ihrer Einrichtung können Informationsveranstaltungen, Gewaltpräventionsschulungen sowie Materialien wie Plakate, Flyer und Broschüren genutzt werden.

Wie wurden Aufwand und Nutzen der Intervention eingeschätzt?

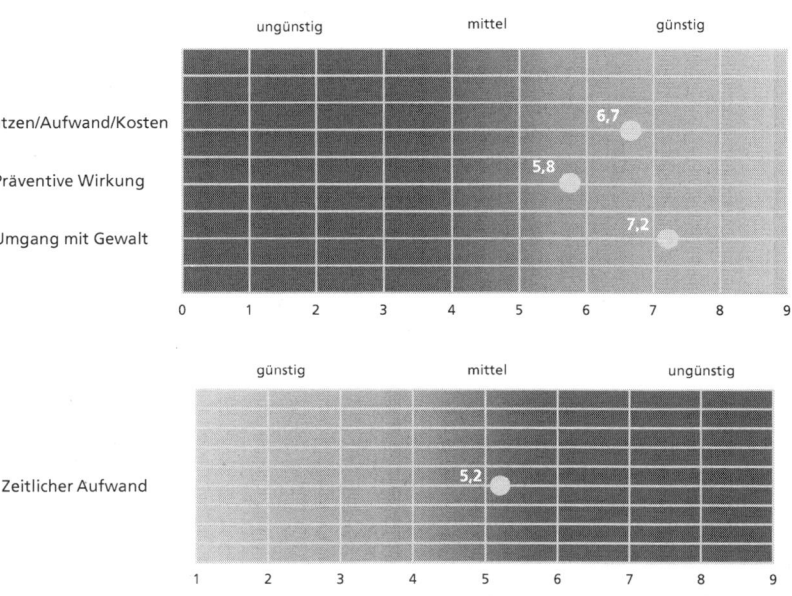

Abb. 12: Einschätzung Intervention »Meldewesen« (eigene Darstellung)

Wie kann ich mir die Intervention genauer vorstellen?

Verschiedene kritische Situationen und Gewaltvorfälle sollten mit dem Meldebogen erfasst werden. Meldungen können z. B. in entsprechend gekennzeichnete Briefkästen eingeworfen und an die Vertrauenspersonen/-teams weitergeleitet werden. Nach Erhalt der Meldung sollte der vorliegende Fall reflektierend aufgearbeitet werden, z. B. in strukturierten Teamgesprächen (▶ Kap. 5.2.2).

Welche Erfahrungen haben andere Einrichtungen bei der Umsetzung gemacht?

- −
  Gewalt ist ein Tabuthema, über das nicht offen gesprochen wird. Viele haben Hemmungen, ein Meldewesen zu nutzen.
- +
  Es ist wichtig, dass nach einer Meldung zeitnah eine Rückmeldung erfolgt. Dabei darf es nicht um Schuld oder Sanktionen gehen, sondern darum, gemeinsam Lösungen zu finden und Verbesserungen anzustreben.
- +
  Das Meldewesen sollte möglichst niedrigschwellig gestaltet sein. Hilfreich ist die Möglichkeit, Meldebögen anonym ausfüllen und abgeben zu können. Zudem sollte der Bogen nicht zu lang und einfach auszufüllen sein, z. B. mit Ankreuzmöglichkeiten.

> **Weiterführende Dokumente, Literatur und Links**
>
> Arbeitshilfe (▶ Kap. 6.5.1) sowie bei Bedarf weiterführende Literatur und Vorlagen:
>
> - z. B. Stefan (2016): EVA – Erfassung von Aggressionsereignissen, verfügbar unter https://nags.at/wp-content/uploads/2019/07/19_3_EVA_ErfassungVonAggressionsereignissen.pdf
> - oder Njmann & Palmstierna (1998): SOAR-S – Staff Observation of Aggression Scale Revised, verfügbar unter https://www.gesundheitsdienstportal.de/risiko-uebergriff/infoplus/8_2_3a.pdf

5.5.2 Vertrauenspersonen/-teams

Kurzbeschreibung

Vertrauenspersonen sind Ansprechpersonen. Sie fungieren als Kontaktinstanz für Mitarbeiter*innen, Bewohner*innen und Angehörige der Einrichtung und leisten Unterstützung beim Erkennen, Ansprechen und Dokumentieren von kritischen Situationen und Gewaltereignissen. Dies stellt die Grundlage für eine zeitnahe Aufarbeitung von Vorfällen und die Einleitung von Nachsorgetätigkeiten dar.

Bei Bedarf können sie weitere Begleitung, z. B. für klärende Gespräche und Beratung zum Umgang mit herausfordernden Versorgungssituationen, anbieten. Diese Intervention kann als nachhaltige Intervention angesehen und umgesetzt werden, indem diese Instanz langfristig in der Einrichtung verankert wird.

- Achtung: Bei der Installierung dieser Ansprech-/Beratungsinstanz geht es nicht darum, dass die Mitarbeiter*innen, die diese Rolle wahrnehmen, Expert*innen im Thema sind! Vielmehr ist es wichtig, dass sie ein »offenes Ohr« für die Betroffenen und Beteiligten haben und gemeinsam mit diesen nach Lösungen suchen.
- Achtung: Die Vertrauensperson/das Vertrauensteam ist nicht als Ersatz für das PEKo-Team zu sehen, sondern als Ergänzung bzw. nachhaltige Maßnahme auch nach der eigentlichen Projektphase.

Was soll die Intervention bewirken?

Vertrauenspersonen/-teams fungieren als Unterstützung betroffener Personen im Umgang mit Gewalt- und Konfliktsituationen. Eine strukturierte und lösungsorientierte Aufarbeitung von Gewaltvorfällen ohne voreilige Konsequenzen fördert eine offene Fehlerkultur und kann das Auftreten ähnlicher Situationen vermeiden. Ein aktives Nachsorgeangebot für die Betroffenen trägt zu deren (emotionaler) Entlastung und Wohlbefinden bei und steht für eine wertschätzende Einrichtungskultur. Die Präsenz von Vertrauenspersonen/-teams vereinfacht die Implementierung und nachhaltige Verankerung weiterer gewaltpräventiver Maßnahmen.

An wen richtet sich die Intervention?

Vertrauenspersonen/-teams können für verschiedene Zielgruppen zuständig sein, z. B. Mitarbeiter*innen, Angehörige und/oder Bewohner*innen.

Wer ist wofür zuständig?

Die Festlegung der Zuständigkeiten und der Aufgabengebiete der Vertrauenspersonen/-teams sollte im PEKo-Team in Rücksprachen mit der Leitungsebene erfolgen. Für die Umsetzung kann Unterstützung durch QM-Beauftragte hilfreich sein.

Was ist zu planen?

Entwicklung:

- Festlegung der Zuständigkeiten und Etablierung: Wer ist geeignet, die Aufgabe der Vertrauensperson/des Vertrauensteams innezuhaben? Es können auch entsprechende Personen aus dem gesamten Team heraus vorgeschlagen werden. Welche Aufgaben sollen übernommen werden? Wie soll die Vertrauensperson/das Vertrauensteam in der Einrichtung etabliert und bekannt gemacht werden?

Umsetzung:

- Konzeptionelle Verankerung der Zuständigkeiten und der Aufgabengebiete der Vertrauensperson/des Vertrauensteams, z. B. über den Handlungsleitfaden (▶ Kap. 5.4.1) und/oder das Gewaltpräventionskonzept (▶ Kap. 5.5.3)
- Bei Bedarf Organisation der Möglichkeit, geeignete Personen aus dem gesamten Team vorzuschlagen
- Etablierung und Bekanntmachung der Vertrauensperson/des Vertrauensteams, z. B. über Informationsveranstaltungen (▶ Kap. 5.1.3) oder Plakate, Flyer und/oder Broschüren (▶ Kap. 5.1.2)

Welche Ressourcen sind notwendig?

- Materialien: keine
- Entwicklungszeit: ein bis drei PEKo-Treffen
- Umsetzungszeit: richtet sich nach Komplexität der Umsetzung
- Personal: PEKo-Team

Wann und wie häufig sollte die Intervention durchgeführt werden?

Die Festlegung der Vertrauensperson/des Vertrauensteams, einschließlich der Zuständigkeiten und Aufgabengebiete, kann bereits nach dem 4. Teamtreffen erfolgen.

Wie kann die Intervention nachhaltig implementiert werden?

Zuständigkeiten und Aufgabengebiete der Vertrauensperson/des Vertrauensteams sollten konzeptionell verankert sein. Informationsveranstaltungen und Plakate, Flyer sowie Broschüren können genutzt werden, um sie in Ihrer Einrichtung bekannt zu machen.

Wie wurden Aufwand und Nutzen der Intervention eingeschätzt?

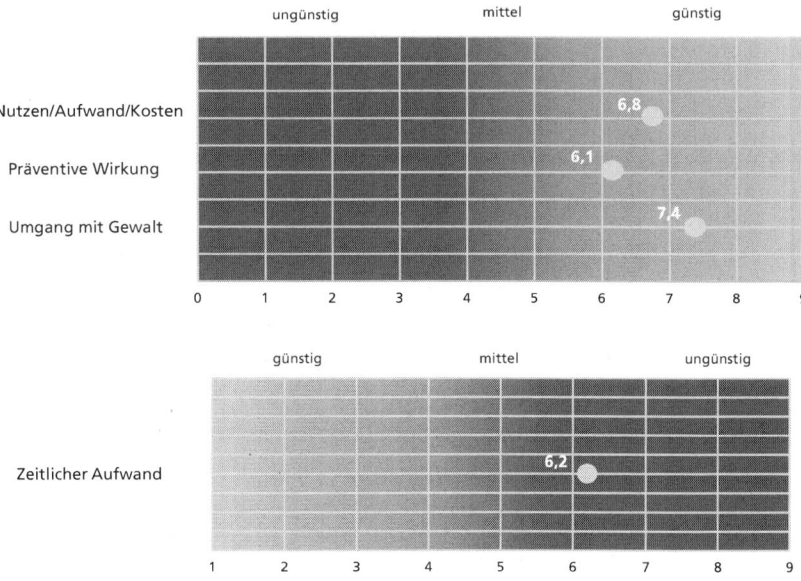

Abb. 13: Einschätzung Intervention »Vertrauenspersonen/-teams« (eigene Darstellung)

Wie kann ich mir die Intervention genauer vorstellen?

- Vertrauenspersonen können sowohl Einzelpersonen als auch ganze Vertrauensteams sein.
- Ein auf Mitarbeiter*innen fokussiertes Vertrauensteam kann direkt von diesen vorgeschlagen werden und interprofessionell zusammengesetzt sein. Mit einem festen Aufgabenbereich kann ein solches Team weitgehend ohne Leitungspersonen wirken und somit ein sehr niedrigschwelliges Gesprächsangebot darstellen.

Weiterführende Dokumente, Literatur und Links

Arbeitshilfe (▶ Kap. 6.5.2)

Fallbeispiel Meldewesen (▶ Kap. 5.5.1) und Vertrauensteam (▶ Kap. 5.5.2)

Frau Sandman lebt seit einem Jahr in der Pflegeeinrichtung »Villa Vergissmein-nicht«. Alles in allem geht es ihr dort recht gut und sie hat nur einen geringen Pflegebedarf. Sie benötigt aufgrund eines Apoplex lediglich Unterstützung bei der Körperpflege, da sie ihre rechte Körperhälfte nur unzureichend bewegen kann. Mit den Mitarbeiter*innen kommt sie gut klar – nur nicht mit dem Auszubildenden Mirko. Dieser ist immer sehr grob zu ihr und lässt sie regelmäßig in den Rollstuhl fallen, da er sie mit starker Kraft am rechten Arm packt, um sie aufzurichten und umzusetzen. Frau Sandman traut sich jedoch nicht, Mirko anzusprechen. Sie ist ja abhängig von ihm und bis auf ein paar blaue Flecken ist ja auch noch nichts passiert, sind ihre Gedanken. Und wenn sie was sagen würde, würde er vielleicht abgemahnt werden – das wolle sie auch nicht, geht ihr zudem durch den Kopf. Darauf angesprochen, erwidert sie jedes Mal, dass sie sich beim Rumdrehen im Bett gestoßen habe.

Heute kommt Mirko wieder zur Grundpflege zu ihr. Schon als sie ihn zur Tür reinkommen sieht, wird ihr mulmig. Mirko wirkt heute auch nicht so ganz gut gelaunt. Wieder passiert es – beim Umsetzen in den Rollstuhl packt Mirko sie am Arm und lässt sie sehr grob in diesen fallen. Sofort beginnt ihr Arm zu schmerzen. Sie sagt allerdings nichts zu Mirko. Sie ist ja abhängig von ihm und auch diesen blauen Flecken wird sie wieder überstehen, denkt sie.

In der Nacht liegt sie lange wach, die Schmerzen werden immer schlimmer und ihre Gedanken kreisen um Mirko. Da kommt ihr eine Erinnerung in den Sinn – wurde nicht letztens im Heimbeirat darüber berichtet, dass es die Möglichkeit eines Gewalt-Meldewesens gibt? Eine Art Formular, auf dem jeder beschreiben kann, was und wie etwas passiert ist? Zudem besteht die Möglichkeit, dies anonym auszufüllen und in einen eigens dafür vorgesehenen Briefkasten zu werfen, der nur vom Vertrauensteam der Einrichtung geleert wird und dieses sich den Vorfällen dann annimmt. Frau Sandman füllt am nächsten Tag einen entsprechenden Zettel aus, die an der Rezeption ausliegen. Aber soll sie es wirklich anonym ausfüllen? Dann wisse ja niemand, um wen es geht?, sind Fragen, die ihr durch den Kopf gehen. Sie traut sich schließlich und setzt ihren Namen unter das Dokument. Den von Mirko allerdings nicht.

Zwei Tage später kommt Frau Hildtrudt vom Vertrauensteam zu Frau Sandman und bespricht den gemeldeten Vorfall mit ihr. Frau Hildtrudt lässt sich den Vorfall nochmals von Frau Sandman schildern, wodurch sich Frau Sandman ernst genommen fühlt. Während der Besprechung sichert Frau Hildtrudt zu, mit dem Vorfall vertrauensvoll umzugehen und dass es nicht umgehend zu arbeitsrechtlichen Konsequenzen kommen würde, sondern erstmal eine Fallbesprechung mit dem Vertrauensteam anstehen würde. Dadurch ermuntert, lässt Frau Sandman den Namen von Mirko fallen. Die nächsten drei Tage sieht sie Mirko nicht. Sie hat schon Angst, dass er ihretwegen gekündigt wäre. Am vierten Tag nach ihrer Besprechung mit Frau Hildtrudt ist es allerdings so weit – am Morgen geht das Licht in ihrem Zimmer an und Mirko kommt herein. »Frau Sandman, vielen Dank, dass Sie mit dem Vertrauensteam gesprochen haben. Mir war das nicht bewusst, dass ich Ihnen weh getan habe, und ich möchte mich hiermit vielmals dafür entschuldigen. Mir fehlt ganz einfach die Erfahrung mit Menschen, die Lähmungen haben. Das haben wir in einer Fallbesprechung mit dem Vertrauensteam besprochen. Ist es für Sie in Ordnung, wenn mich Herr Kloss, unser Kinästhetik-Experte, heute bei der Pflege von Ihnen begleitet, um mir zu zeigen, wie ich Sie richtig und vor allem schmerzfrei umsetzen kann?«, entschuldigt sich der Auszubildende Mikro bei ihr.

Frau Sandman nimmt die Entschuldigung an. Nachdem der Auszubildende Mirko angeleitet wurde, kommt es nie wieder zu solch einem Vorfall und es entsteht ein großes Vertrauensverhältnis zwischen beiden.

5.5.3 Gewaltpräventionskonzept

Kurzbeschreibung

Im Gewaltpräventionskonzept können die Ergebnisse der in Ihrer Einrichtung entwickelten Interventionen festgehalten werden, um sie nachhaltig in der Einrichtung zu verankern. Ein bestehendes Gewaltpräventionskonzept Ihrer Einrichtung kann als Grundlage dienen oder ein neues Konzept kann im PEKo-Team erarbeitet werden. In diesem Dokument kann z. B. der einrichtungsspezifisch entwickelte Gewaltbegriff (▶ Kap. 5.1.1) festgehalten sein sowie konkrete Ziele und dazu passende Interventionen zur Gewaltprävention. Ebenso kann hier der Umgang mit und die Prävention von Gewaltereignissen in Form eines Handlungsleitfadens (▶ Kap. 5.4.1) festgehalten werden.

Was soll die Intervention bewirken?

Das Konzept kann den Mitarbeiter*innen konkrete Grundlagen zur Ausgestaltung der Gewaltprävention in Ihrer Einrichtung bieten, sensibilisiert sie und stärkt sie im Umgang mit und bei der Vorbeugung von Gewaltereignissen. Zudem dient das Konzept der nachhaltigen Qualitätssicherung und bietet standardisierte und überprüfbare Handlungsempfehlungen/-leitlinien im Umgang mit Gewalt.

An wen richtet sich die Intervention?

Die Intervention richtet sich direkt an die Mitarbeiter*innen, indirekt profitieren auch die Bewohner*innen und deren Angehörige durch die Stärkung der Kompetenzen der Mitarbeiter*innen.

Wer ist wofür zuständig?

Zuständig sind das PEKo-Team und die*der PEKo-Beauftragte*r zur Vorbereitung der Entwicklung des Dokuments; ggf. empfiehlt es sich, QM-Beauftragte in die Entwicklung und Einbettung des Konzeptes in das QM-Handbuch einzubeziehen.

Was ist zu planen?

Entwicklung:

- Gemeinsame Ideensammlung im PEKo-Team, welche Inhalte in das Konzept einfließen oder welche Teile von einem vorhandenen Konzept überarbeitet werden sollen, ggf. Hinzuziehen der QM-Ebene
- Verteilung von Aufgaben im Team: Sammlung der Inhalte für das Konzept und ggf. Entwurf von Textbausteinen

Umsetzung:

- Zusammenführung der jeweiligen Inhalte bzw. Aufarbeitung und Anpassung eines bereits vorhandenen Konzeptes
- Unterstützung/Rückmeldung durch QM-Ebene einholen
- Abstimmung mit Leitungsebene
- Bekanntmachung des Konzeptes bei allen Mitarbeiter*innen und ggf. weiteren Beteiligten (Bewohner*innen/Angehörige usw.)

Welche Ressourcen sind notwendig?

- Materialien: ggf. schon vorhandenes Konzept, Konzeptrahmen (siehe Arbeitshilfe ▶ Kap. 6.5.3)
- Entwicklungszeit: zwei bis drei PEKo-Treffen (+ ggf. zusätzlich Einzelarbeit)
- Umsetzungszeit: ein bis zwei PEKo-Treffen zur Absprache und zur Zusammenführung der Inhalte (+ ggf. zusätzlich Einzelarbeit und Zeit für Konzeptvorstellung)
- Personal: PEKo-Team, QM-Beauftragte, Leitungsebene

Wann und wie häufig sollte die Intervention durchgeführt werden?

Die Entwicklung und Umsetzung kann nach der Mitte oder zum Ende der Projektphase eingeplant werden. Das Konzept kann fortlaufend anhand aktueller Bedarfe ergänzt werden oder es kann auch zu festen Zeitpunkten im Team diskutiert werden, ob Anpassungen nötig sind.

Wie kann die Intervention nachhaltig implementiert werden?

Zur Nachhaltigkeit sollte das Konzept in das bestehende Qualitätsmanagementsystem integriert werden. Das PEKo-Team könnte das Konzept durch Informationsveranstaltungen (▶ Kap. 5.1.3) oder Gewaltpräventionsschulungen (▶ Kap. 5.4.2) bei den Mitarbeiter*innen Ihrer Einrichtung bekannt machen.

Wie wurden Aufwand und Nutzen der Intervention eingeschätzt?

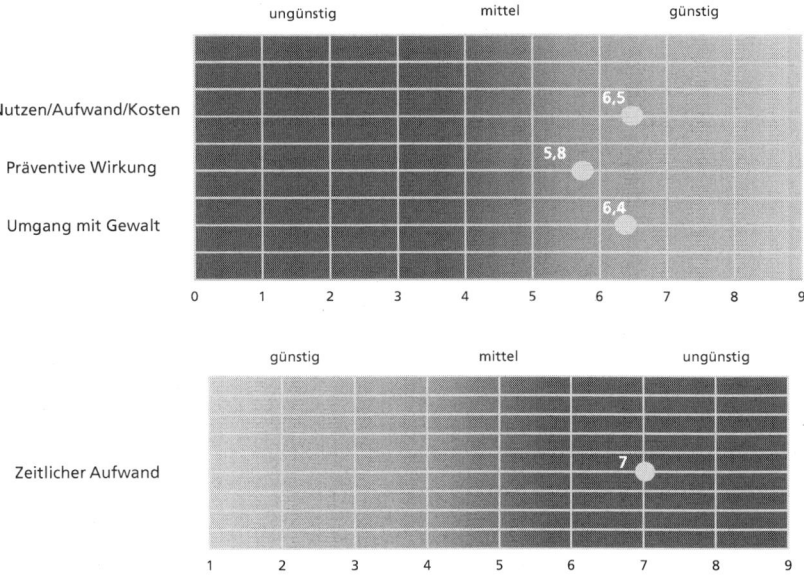

Abb. 14: Einschätzung Intervention »Gewaltpräventionskonzept« (eigene Darstellung)

Wie kann ich mir die Intervention genauer vorstellen?

Mögliche Bausteine des Gewaltpräventionskonzeptes könnten Ihr gemeinsamer Gewaltbegriff, weitere Gewaltdefinitionen (s. Arbeitshilfe zum gemeinsamen Gewaltbegriff (▶ Kap. 6.1.1) oder Hintergrundinformationen (▶ Kap. 2)), der Handlungsleitfaden (▶ Kap. 5.4.1) und das Meldewesen für Gewaltvorfälle (▶ Kap. 5.5.1) sein. Der Umfang des Dokuments sollte dem entsprechen, was Sie im Team für die Einrichtung als sinnvoll einschätzen.

Welche Erfahrungen haben andere Einrichtungen bei der Umsetzung gemacht?

- +
  Vorerfahrung im Erstellen von Konzepten oder der Einbezug von QM-Beauftragten ist hilfreich.
- +
  Viele Mitarbeiter*innen trauen sich nicht zu, ein Konzept zu entwickeln, da an etwas sehr Abstraktes gedacht wird. Es kann daher hilfreich sein, das Konzept in der Erarbeitungsphase in etwas Greifbares, wie z. B. »Unsere Agenda« oder »Inhaltsverzeichnis der Gewaltprävention«, umzubenennen.

 Weiterführende Dokumente, Literatur und Links

Arbeitshilfe (▶ Kap. 6.5.3)

Fallbeispiel Handlungsleitfaden (▶ Kap. 5.4.1) und Gewaltpräventionskonzept (▶ Kap. 5.5.3)

Herr Frühwirth ist 78 Jahre alt und wohnt nach dem Tod seiner Ehefrau seit zwei Monaten in der Einrichtung »Pflegeteam Sauerwald«. Er leidet seit seinem 70. Lebensjahr unter einer Demenz bei Alzheimer-Krankheit.

Auf den Wohnortwechsel und den Tod seiner Frau reagiert er mit einer zunehmenden Symptomatik seiner Demenz. Die ungewohnte Umgebung und sein Orientierungsverlust führen dazu, dass er sich in der Einrichtung nicht zurechtfindet und das ihm unbekannte Haus immer wieder verlässt, ohne jemanden Bescheid zu geben. Herr Frühwirth steht in der Regel früh auf (ca. 6 Uhr) und zieht sich selbständig an. Ohne Unterstützung in Form von Anleitung und Begleitung führt Herr Frühwirth aber keine Morgenhygiene (Duschen, Waschen, Rasieren, Zahnpflege) durch. Auch vergisst er in letzter Zeit häufig, ausreichend zu trinken, und muss immer wieder daran erinnert werden. Medikamente werden ihm gestellt und unter Anleitung verabreicht.

Bereits in der Übergabe wird erwähnt, dass Herr Frühwirth heute verwirrter wirkt als sonst. Als Frau Salmi ihm beim Waschen am Morgen behilflich sein will, stößt Herr Frühwirth sie weg und wirft einen Waschlappen nach ihr. Die Pflegerin schreit Herrn Frühwirth an, dass das so nicht geht und sie sich so nicht behandeln lässt. Sie verlässt das Bewohnerzimmer und knallt die Tür zu. Dabei läuft sie Ihnen in die Arme und wirkt auf Sie völlig aufgelöst. Die Kollegin sagt: »So geht das nicht weiter mit dem Herrn, ich rufe sofort den Hausarzt an!«

Sie können Frau Salmi beruhigen und davon überzeugen, nicht vorschnell einen Arzt einzuschalten. Nachdem der Vorfall bei der Übergabe angesprochen wurde, kam man im Team überein, einen entsprechenden Ablaufplan im Sinne eines Handlungsleitfadens zu erarbeiten. Vor allem, da es zu ähnlichen Vorfällen immer wieder kommt und es hierfür keinen hausinternen Standard gibt. Um das Ganze auch verbindlich zu verorten, soll der Handlungsleitfaden einerseits anschließend in Form eines Standards auf jedem Wohnbereich vorgestellt und ausgehängt werden. Andererseits soll er auch in einem Gewaltpräventionskonzept integriert und somit mit weiterer Verbindlichkeit nachhaltig implementiert werden.

Den in der Erarbeitung am Handlungsleitfaden beteiligten Mitarbeiter*innen, zu denen auf freiwilliger Basis auch Frau Salmi gehört, ist es wichtig, dass sich in diesem die Zeitebenen »vor«, »während« und »nach« einem Gewaltvorfall wiederfinden, um Handlungsalternativen für alle Situation haben zu können.

Nach der Erarbeitung und anhand der Rückmeldungen aus den jeweiligen Teams, in denen dieser vorgestellt wurde, ist beispielsweise Folgendes festgehalten: Wenn sich ein*e Bewohner*in weigert, gewaschen zu werden, wird dies im weiteren Tagesverlauf nochmals angeboten, auch ein Wechsel der anbietenden Kolleg*innen ist vorgesehen. Jede*r Mitarbeiter*in führt in den Diensten ein Telefon mit sich, um einen Notruf absetzen zu können. Alle Mitarbeiter*innen, die sich bei einem Notruf im Dienst befinden, beenden ihre jeweilige Tätigkeit und eilen zu Hilfe. Hierbei kümmern sich die Mitarbeiter*innen um alle Beteiligten anhand deren jeweiligen Bedarfen. Beispielsweise kümmert sich ein*e Mitarbeiter*in um die*den Bewohner*in, um sie*ihn abzulenken, ein*e andere*r um den*die Kolleg*in, um sie*ihn aus der Situation zu nehmen. Anschließend kommt es zu einer bewussten kleinen »Verschnaufpause« für alle Beteiligten. In der mittäglichen Übergabe wird die Situation nochmals besprochen und wertfrei reflektiert. Alle Handlungsalternativen, die eine Besserung potentieller Gewaltsituationen herbeiführen, werden somit im einrichtungsinternen Handlungsleitfaden für Gewaltvorfälle festgehalten. Nach der Implementierung des Handlungsleitfadens im Gewaltpräventionskonzept und der Vorstellung beider Dokumente in den jeweiligen Teams erhalten künftig alle Mitarbeiter*innen diese Informationen bereits in ihrer Einarbeitung und werden regelmäßig dahingehend geschult.

Frau Salmi fühlt sich nach dieser Maßnahme, an der sie selbst aktiv mitarbeiten durfte, deutlich sicherer in solchen Situationen und es kommt nur noch selten zu diesen und wenn, weiß sie, was zu tun ist.

Lernerfolgskontrolle

Reflexionsfragen zur Lernerfolgskontrolle:

- Welche Module zur praktischen Umsetzung gibt es?
- Was soll die Intervention »Gemeinsamer Gewaltbegriff« bewirken und warum empfiehlt es sich, diese am Beginn der Projektarbeit einzuplanen?
- Mit welcher Intervention können berufliche Kommunikations- und Handlungsmuster reflektiert werden?
- Wozu dient ein Handlungsleitfaden und welche Bereiche sollte dieser abbilden?
- Warum empfiehlt es sich, das Gewaltpräventionskonzept zum Ende des Projektes zu erstellen?

Fragen zur Eigenreflexion:

- Welche Intervention würde mich persönlich ansprechen?
- Mit welcher Intervention erreichen wir am effektivsten unser Team und unsere Bewohner*innen?
- Wie wirkt sich der transparente Umgang mit den Interventionen auf unsere An- und Zugehörigen aus und wie vermeiden wir, dass bei diesen die Befürchtung aufkommt, dass wir uns ausschließlich aus einem Problem heraus mit dem Thema befassen?

6 Arbeitshilfen

In diesem Kapitel finden Sie Arbeitshilfen, um die in Kapitel 5 vorgestellten Maßnahmen effektiv umzusetzen. Die Leitfragen sollen Sie dabei unterstützen, alle wichtigen Aspekte einer Intervention von der Planung bis zur Umsetzung zu berücksichtigen. Zusätzlich sollen sie dazu anregen, eine Intervention zu entwickeln, die auf die individuellen Bedürfnisse Ihrer Einrichtung abgestimmt ist. Beachten Sie bitte, dass die Beispiele lediglich als Anregungen dienen und nicht unreflektiert auf Ihre eigene Einrichtung übertragen werden sollten.

6.1 Sensibilisierung und Information

6.1.1 Gemeinsamer Gewaltbegriff

Leitfragen Gemeinsamer Gewaltbegriff	Platz für Notizen
Ziel und Zielgruppe	
Was möchten wir mit der Intervention in unserer Einrichtung erreichen?	
Mögliche Ziele können sein: • Sensibilisierung der Mitarbeitenden für gewaltbehaftete Alltagssituationen • Austausch über die in der Einrichtung vorkommenden Situationen mit Gewaltpotential im Sinne einer IST-Analyse • gemeinsames Gewaltverständnis als Grundlage für die weitere Projektarbeit	
Wen möchten wir mit unserem gemeinsamen Gewaltbegriff erreichen?	
• alle Personengruppen innerhalb der Einrichtung (inklusive Bewohnende und Angehörige)? • Mitarbeitende? • nur PEKo-Teammitglieder?	
Passt die gewählte Zielgruppe zu unserem Ziel?	

Tab. 2: Leitfragen »Gemeinsamer Gewaltbegriff« (eigene Zusammenstellung)

Tab. 2:
Leitfragen
»Gemeinsamer
Gewaltbegriff«
(eigene Zusammenstellung)
– Fortsetzung

Leitfragen Gemeinsamer Gewaltbegriff	Platz für Notizen
Wen sollten wir in die Entwicklung eines gemeinsamen Gewaltbegriffs einbeziehen…	
…um dabei unser Ziel und unsere Zielgruppe zu erreichen?	
Planung	
Welche Materialien benötigen wir für die Entwicklung eines gemeinsamen Gewaltbegriffs und wie viel Zeit müssen wir einplanen?	
• Eine einrichtungsweite Umfrage zum Thema »Was ist für Sie Gewalt?« muss anders geplant werden als eine Diskussion in einer Kleingruppe. • Wollen wir bereits bestehende Definitionen (z. B. WHO) als Vorlage mit einbeziehen?	
Implementierung	
Was machen wir mit dem fertigen gemeinsamen Gewaltbegriff?	
• Bekanntmachung im Sinne einer Gewaltdefinition mittels Flyer oder Broschüre? • Grundlage für ein Gewaltpräventionskonzept? • Nutzung als Arbeitsdefinition, als Grundlage für die Projektarbeit?	
Tipp	
Die Entwicklung des gemeinsamen Gewaltbegriffs sollte im ersten PEKo-Team-Treffen erfolgen; ein entsprechendes Beispiel, wie dieses umgesetzt werden kann, ist in der weiterführenden Beschreibung einzusehen.	
WICHTIG: Der gemeinsame Gewaltbegriff ist nicht als abschließende Definition zu verstehen, sondern kann im Projektverlauf überarbeitet werden. Beispielsweise können auch Angehörigenabende oder Besprechungen mit Bewohner*innen genutzt werden, um deren Sichtweise auf das Thema im gemeinsamen Gewaltbegriff zu berücksichtigen und deren Gedanken hierzu zu ergänzen.	
Mögliche Leitfragen, die im gemeinsamen Austausch gestellt werden können: • »Was ist für Sie Gewalt?« • »Wann beginnt für Sie Gewalt?« • »Wann sind Ihre persönlichen Grenzen überschritten?« • »Wie, wann und wo kommt es zu Gewalt in unserer Einrichtung?«	

Beispiele aus PEKo-Einrichtungen

Beispieldefinition 1

»Das Thema Gewalt ist vielschichtiges Thema, welches verschiedene Ausprägungen haben kann. Bereits die Infragestellung der eigenen Kompetenzen, ein Arbeitsklima, das mehr vom ›Gegeneinander‹ als vom ›Miteinander‹ geprägt ist, oder Angriffe gegen die eigene Person schaffen Konflikte. Unter körperlicher Gewalt können nicht nur Schlagen, Kratzen oder Freiheitsentziehende Maßnahmen eingeordnet werden, sondern auch unachtsames oder grobes Anfassen im pflegerischen Alltag. Auch verbale Gewalt stellt in Form von Beschimpfungen, der Verbreitung von Unwahrheiten, sexistischen Äußerungen oder gänzlich fehlender Kommunikation einen nicht zu unterschätzenden Teil des großen Ganzen dar.

Die Dimensionen hinsichtlich des Themas ›Gewalt in der Pflege‹ beziehen sich auf alle Richtungen, d.h. Gewalt kann von allen in der Einrichtung Beteiligten ausgehen und jede*r Beteiligte kann auch Gewalt erleben. Gewalt kann offensichtlich sein oder erst bei genauem Hinschauen deutlich werden. Im Alltag pflegebedürftiger Menschen geschieht Gewalt auch unabsichtlich und unbewusst. Um Gewalt vorzubeugen, ist es wichtig, die Wahrnehmung bei allen Beteiligten zu schärfen.«

Beispieldefinition 2

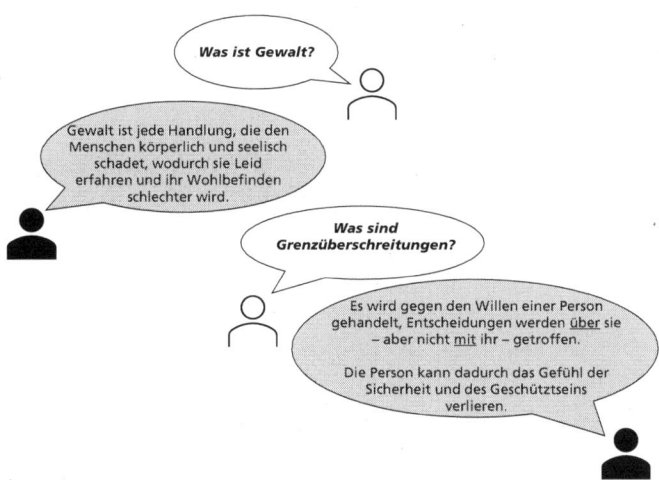

Abb. 15:
Beispieldefinition 2
(eigene Darstellung)

Beispiel für die Gestaltung des ersten PEKo-Teamtreffens anhand der Intervention »Gemeinsamer Gewaltbegriff« (Planungsgrundlage für PEKo-Beauftragte)

Zielsetzung:

- Allen PEKo-Teammitgliedern sind die Aufgabe und die Notwendigkeit eines PEKo-Teams und der PEKo-Teamtreffen bekannt.
- Eine vertrauensvolle Arbeitsatmosphäre wurde geschaffen. Ein einrichtungsspezifischer Gewaltbegriff wurde formuliert.

Material:

- Moderationswand, Moderationskarten, Pinnnadeln/Klebestreifen, Stifte, ggf. Flip-Chart-Papier

Tab. 3: Ablauf (eigene Zusammenstellung)

Inhalt	Methode	Hinweise für die Moderation	Zeit
Begrüßung durch PEKo-Beauftragte*n: Zielsetzungen und Aufgaben des PEKo-Teams und PEKo-Teamtreffen, Arbeit im PEKo-Team	Monolog/Dialog	• Freude über Teilnahme aller am Treffen ausdrücken (vorbildlich, sich mit diesem wichtigen Thema zu beschäftigen) • Hinweis, dass der Austausch in den Treffen auf Augenhöhe stattfindet • ggf. »Vertrag« (mündl.) über Verschwiegenheit abschließen: »Alles, was hier erzählt wird, bleibt auch hier.«	0:00–0:15
Vorstellung der einzelnen Mitglieder und gemeinsames Kennenlernen	Austausch zu: • Name • seit wann und mit welcher Funktion in der Einrichtung • Motivation/Gründe, die zur Teilnahme geführt haben • Erwartungen an die PEKo-Team-Treffen • Situation, in der Gewalt im Arbeitsalltag geschehen ist (die die TN am meisten beschäftigt/belastet/…)	• Es sollte darauf geachtet werden, dass die Beiträge wertschätzend angenommen und nicht negativ kommentiert werden. • ggf. Hinweis darauf, dass das Empfinden von Gewalt sehr individuell ist und respektiert werden sollte.	0:15–0:35
Entwicklung eines gemeinsamen Gewaltbegriffs	Individuelle Reflexion zu Leitfragen (»Was ist für Sie Gewalt?«, »Wann und wie kommt es zu Gewalt in unserer Einrichtung?« etc.) mittels Karten, die anschließend vorgelesen urd an eine Metaplanwand gepinnt werden.	• Möglichkeit zum freien Austausch ermöglichen, daher als Moderation nicht inhaltlich lenken. • In der zweiten Phase moderiert sie die Kategorisierung. Sie verweist ggf. auf Elemente, die in den mitgebrachten	• 0:35–0:45 • 0:45–1:15

Tab. 3: Ablauf (eigene Zusammenstellung) – Fortsetzung

Inhalt	Methode	Hinweise für die Moderation	Zeit
	Anschließend werden diese gemeinsam besprochen und an der Metaplanwand kategorisiert. • ggf. Eingabe von Beispielen einer oder mehrerer Definitionen (▶ Kap. 2 und/oder weiterführendes Hintergrundmaterial anbei)	Definitionen genannt wurden, aber nicht auf der Moderationswand berücksichtigt wurden und stellt sicher, dass sie nicht vergessen wurden, sondern bewusst als nicht relevant eingeschätzt wurden. • Kategorisierung bietet sich anhand der Gewaltformen an	
Reflexion der ersten Sitzung	Blitzlicht anhand der Leitfrage: »Wurden die Erwartungen der TN für das erste Treffen erfüllt? Was wünschen sie sich für die nächsten Sitzungen?«	Die Moderation fasst zusammen, was in dieser Sitzung bearbeitet wurde, und fragt nach den Eindrücken der TN.	1:15–1:20
Planung der nächsten Stunde, Terminabsprache	Dialog • »Was ist aus Sicht des PEKo-Teams Inhalt der nächsten Sitzung?« • »Welche weiteren Interventionen können wir entwickeln?« • »Was machen wir mit den Ergebnissen dieser Sitzung?«	Die Moderation erfragt Ideen für die Gestaltung der nächsten Sitzung und gibt – auf der Basis der genannten Aspekte – eine grobe Vorschau zur nächsten Sitzung, z. B. Ausformulierung einer eigenen Gewaltdefinition oder Ausweitung der Stichwortsammlung auf die gesamte Einrichtung	1:20–1:30

6.1.2 Plakat/Flyer/Broschüre

Tab. 4: Leitfragen »Plakat/Flyer/Broschüre« (eigene Zusammenstellung)

Leitfragen Plakate/Flyer/Broschüre	Platz für Notizen
Ziel und Zielgruppe	
Was möchten wir mit der Intervention in unserer Einrichtung erreichen? Mögliche Ziele können sein: • Aufmerksamkeit auf das Thema Gewalt zu lenken • wichtige Informationen über das Thema Gewalt und Prävention zu vermitteln • dazu motivieren, offen über das Thema zu sprechen und sich gegenseitig in Konfliktsituationen zu unterstützen • spezielle Personengruppen (bspw. Mitarbeitende/Bewohner*innen/Angehörige) **Wen möchten wir mit unserem Plakat/Flyer/unserer Broschüre erreichen?** • möglichst viele Personen • einzelne Personengruppen	
Form	
Wie können wir unsere Inhalte am besten vermitteln? Was ist die geeignete Form für unsere Botschaft? • Plakat erreicht alle Personen, welche die Einrichtung betreten, und lenkt Aufmerksamkeit auf ein bestimmtes Thema • Flyer können gezielt an bestimmten Orten ausgelegt oder an Personengruppen verteilt werden • Broschüren eignen sich gut, um größere Informationsmengen zu vermitteln und tiefer in ein Thema einzusteigen	
Inhalte und Umsetzung	
Welche Inhalte möchten wir weitergeben und wie können wir diese darstellen? • Welche Symbole verdeutlichen unsere Botschaft? • Welcher Hintergrund, welche Farben passen zu unserer Einrichtung? • Haben wir schon bestehende Inhalte (z. B. Gewaltdefinition), die integriert werden sollen? **Wer arbeitet das endgültige Layout aus? Benötigen wir dafür zusätzliche Ressourcen?** **Haben wir an alles gedacht (bevor unser Entwurf in den Druck geht)?** • Haben wir alle notwendigen Informationen dargestellt?	

6.1 Sensibilisierung und Information

Leitfragen Plakate/Flyer/Broschüre	Platz für Notizen
• Ist vielleicht etwas überflüssig und kann gestrichen werden? • Können wir etwas grafisch und mit Bildern darstellen oder anhand von Beispielen erklären? Leitsatz: »*So viel wie nötig – so wenig wie möglich.*«	
Implementierung	
Wo hängen wir das Plakat auf/legen wir Broschüren oder Flyer aus, um unsere Zielgruppe zu erreichen? • Wo fällt der Blick bei Betreten der Einrichtung als Erstes hin? • Wo hält man sich (z. B. aufgrund von Wartezeiten, Sitzgruppen etc.) länger auf? • Wie erreicht der Flyer/die Broschüre eine spezifische Zielgruppe? (in Fächer legen, verschicken, auf Veranstaltungen verteilen etc.) • Wollen wir zusätzlich noch bei einer Veranstaltung (z. B. Teambesprechung) über diese Intervention berichten?	
Tipp	
Insbesondere bei kreativen Ausarbeitungen kann das PEKo-Team in zwei Gruppen aufgeteilt werden, sodass unabhängig voneinander mehrere Entwürfe mit verschiedenen Symbolen entworfen werden. Danach kann der beste Entwurf gemeinsam ausgestaltet oder beide Entwürfe vereint werden.	

Tab. 4: Leitfragen »Plakat/Flyer/Broschüre« (eigene Zusammenstellung) – Fortsetzung

Beispiele aus PEKo-Einrichtungen

Ziel: Sensibilisierung für das Thema Gewalt; Aufruf gemeinsam und offen gegen Gewalt vorzugehen (▶ Abb. 16)

Ziel: Rückbesinnung auf Werte, die nicht mit Gewalt vereinbar sind (▶ Abb. 17)

Beispiel Broschüre

Inhaltsverzeichnis:

1. Das Gewaltpräventionsprojekt PEKo
2. Was ist denn überhaupt Gewalt für uns in unserer Einrichtung?
3. Formen der Gewalt
4. Richtungen der Gewalt
5. Was geht mich denn das an?

Beispiel »Was geht mich denn das an?«:

Wie bereits erwähnt, kommt es überall im Leben zu Gewalt, also logischerweise auch bei uns in der »*Name Ihrer Pflegeeinrichtung*«.

> Von daher geht das Thema uns alle an und wir alle sagen
>
>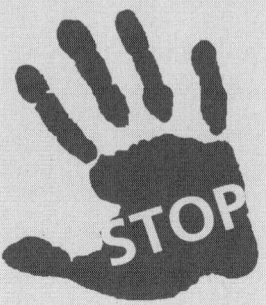
>
> zu Gewalt bei uns in der Einrichtung.
> Also bitte geht respektvoll miteinander um, untereinander und natürlich auch mit Bewohnern, Angehörigen, Ärzten usw. Lasst uns das Thema gemeinsam anpacken und Gewalt nicht verschweigen! Gewalt kann zwar überall vorkommen, wo Menschen zusammenkommen, aber nicht mit uns!
>
> Euer PEKo-Team der »*Name der Pflegeeinrichtung*«

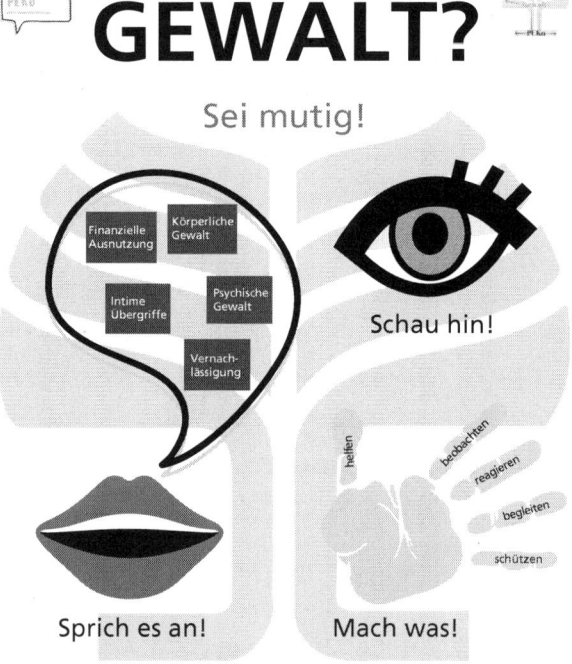

Abb. 16:
Beispielplakat 1
(eigene Darstellung)

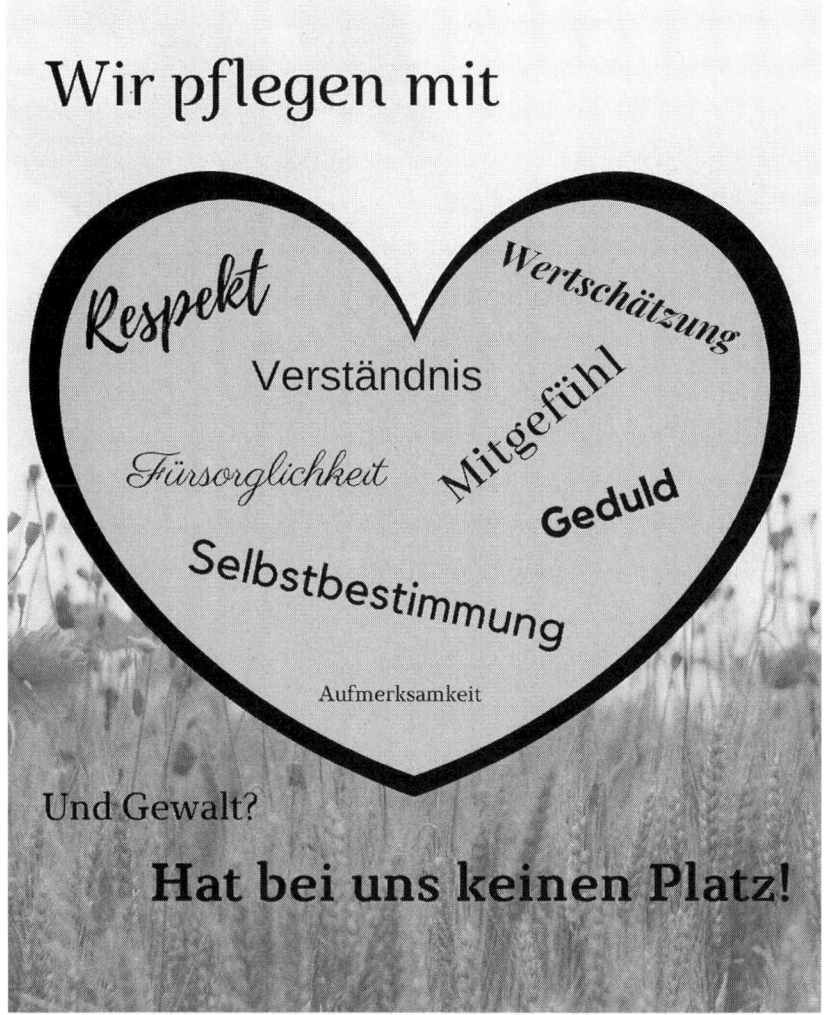

Abb. 17:
Beispielplakat 2
(eigene Darstellung)

6.1.3 Kurzinformation Krankheitsbilder

Leitfragen Kurzinformation Krankheitsbilder	Platz für Notizen
Ziel und Zielgruppe	
Was möchten wir mit der Intervention erreichen? Mögliche Ziele sind: • Wissen zu (mit Aggressionen assoziierten) Krankheitsbildern vermitteln • sensibilisieren, dass Aggressionen Symptome von Krankheitsbildern sein können und nicht als persönlicher Angriff zu verstehen sind	

Tab. 5:
Leitfragen
»Kurzinformation
Krankheitsbilder«
(eigene Zusammenstellung)

Tab. 5:
Leitfragen
»Kurzinformation
Krankheitsbilder«
(eigene Zusammen-
stellung)
– Fortsetzung

Leitfragen Kurzinformation Krankheitsbilder	Platz für Notizen

- Handlungssicherheit im Umgang mit betroffenen Beohner*innen vermitteln
- Dokumentation und Informationsweitergabe zu Symptomen und Verhaltensweisen verbessern
- eine adäquate Versorgung der Bewohner*innen ermöglichen

Wen möchten wir mit der Intervention erreichen? z. B.

- Mitarbeiter*innen
- Angehörige

Form

Wie können wir unsere Inhalte am besten vermitteln? Was ist die geeignete Form für unsere Botschaft?

- Wie erreichen wir die Zielgruppe am besten, z. B. ausgedruckt und in Ordner abgeheftet oder digital im Intranet hinterlegt?
- Wie lang sollte eine Kurzinformation höchstens sein, sodass diese auch von der Zielgruppe gelesen wird?
- Sollen/Können Bilder, Grafiken oder Tabellen verwendet werden?

Inhalte und Umsetzung

Welche Inhalte möchten wir weitergeben und wie können wir diese darstellen?

- Welche Krankheitsbilder sind im Zusammenhang mit dem Thema Aggression relevant?
- Gibt es auch unabhängig vom Thema Gewalt Unsicherheiten im Umgang mit Bewohner*innen mit speziellen Krankheitsbildern? Sollen diese Krankheitsbilder mit aufgenommen werden?
- Welche genauen Inhalte (z. B. Kurzbeschreibung/Symptome, Warum kommt es bei diesem Krankheitsbild zu Gewalt?, Maßnahmen etc.) werden benötigt, um die anvisierten Ziele zu erreichen?
- Was benötigen die Leser*innen, um die Informationen gut zu verstehen (z. B. Erläuterung von Fachbegriffen)?
- Wie viele Seiten brauchen wir, um die gewünschten Informationen darzustellen?

Wer erarbeitet die Informationen zu den Krankheitsbildern?

- Sollen die Krankheitsbilder gemeinsam erarbeitet oder auf die PEKo-Teammitglieder aufgeteilt werden?
- Haben wir Kolleg*innen, die uns unterstützen können (z. B. Gerontopsychiatrische Fachkräfte, Auszubildende/Studierende, die sich gerade mit bestimmten Krankheitsbildern beschäftigen)?

6.1 Sensibilisierung und Information

Tab. 5: Leitfragen »Kurzinformation Krankheitsbilder« (eigene Zusammenstellung) – Fortsetzung

Leitfragen Kurzinformation Krankheitsbilder	Platz für Notizen
Wo können die Informationen recherchiert werden? • Gibt es Literatur in der Einrichtung? • Erfahrungswissen von Kolleg*innen erfragen? **Existieren in der Einrichtung bereits Materialien/Leitlinien/ Standards, die genutzt werden können?** **Haben wir an alles gedacht?** • Haben wir alle notwendigen Informationen dargestellt? • Ist vielleicht etwas überflüssig und kann gestrichen werden? • Können wir etwas grafisch und mit Bildern darstellen oder anhand von Beispielen erklären? Leitsatz: »*So viel wie nötig – so wenig wie möglich.*«	
Implementierung	
Wo werden die Kurzinformationen hinterlegt? **Wie machen wir auf die Kurzinformationen aufmerksam?** • Hinweis auf Teambesprechungen • Mini-Vorträge bei Teambesprechungen, Übergaben oder Angehörigenabend **Wollen wir die Kurzinformationen in weitere Interventionen integrieren, z. B. als** • Grundlage für Gewaltpräventionsschulungen • Anhang für den Handlungsleitfaden oder ein Gewaltpräventionskonzept	
Tipp	
Um die Erarbeitung zu erleichtern und eine einheitliche Darstellung zu gewährleisten, kann im Vorfeld eine Formatvorlage (siehe Beispiel) entwickelt werden, in die die recherchierten Informationen eingetragen werden.	

Formatbeispiel

Leitsymptom(e): kurze Beschreibung (ggf. Übersetzung bei der Verwendung von lateinischen oder griechischen Fachbegriffen)

Warum kommt es bei diesem Krankheitsbild zu Gewaltverhalten (Auslöser) und wie äußert sich dieses?

- Beschreibung aus allen Blickwinkeln (Bewohner*innen, Angehörige, Therapeut*innen, Pflege, sonstige Kontakte)

Maßnahmen:

- krankheitsspezifische Maßnahmen zur Deeskalation oder Vermeidung von Gewalt
- Einbezug bestehender Konzepte (z. B. Validation, Biographiearbeit etc.)
- Sind therapeutische Maßnahmen möglich?

Dokumentationsbeispiel: Welche Informationen sollten in der Dokumentation festgehalten werden und wie sollten diese formuliert sein?

Beispielleitfaden am Krankheitsbild »Chorea Huntington«[1]

Leitsymptom(e): Hyperkinese (ungewollte Bewegungen, übersteigerter Bewegungsdrang)

Warum kommt es bei diesem Krankheitsbild zu Gewaltverhalten (Auslöser) und wie äußert sich dieses?

- Bewohner*in
  - Aufgrund eines übersteigerten Bewegungsdrangs kann es zu (Selbst-)Verletzungen und Stürzen kommen.
  - Durch fehlende/verlorengegangene Sensibilität kann es zu Verletzungen anderer Personen oder zum Beschädigen von Gegenständen kommen.
- Angehörige
  - Bei fehlender Aufklärung über das Krankheitsbild kann der Drang entstehen, die übersteigerten Bewegungen zu unterbinden und krankheitsspezifisches Verhalten abzuwerten.
- Pflege
  - Durchführung von freiheitsentziehenden Maßnahmen, um Bewegungen einzudämmen oder Stürze zu vermeiden
  - Pflegehandlungen werden aufgrund von Eigengefährdung vermieden, abgebrochen oder unterlassen
  - Kontaktunterbindung zu anderen Bewohner*innen und Angehörigen, um Fremdgefährdung zu vermeiden
- Therapeut*innen
  - therapeutische Maßnahmen werden aufgrund von Eigengefährdung vermieden, abgebrochen oder unterlassen
- Mitbewohner*innen
  - Aufgrund von fehlendem Wissen oder Verständnis für das Krankheitsbild kommt es zu Abwertung und sozialer Ausgrenzung.

---

1 Die Inhalte wurden freundlicherweise von der Einrichtung Südhus Nord in Rostock zur Verfügung gestellt.

- Ärzt*innen
  - inadäquate medikamentöse Therapie (z. B. übermäßige Anwendung von Psychopharmaka)

Maßnahmen:

- Aufklärung aller im Kontakt stehender Personen über das Krankheitsbild und Kontaktrisiken; Abwertungen unterbinden
- Unterstützung bei Pflege- und Therapiemaßnahmen durch eine zweite Person
- regelmäßige Absprachen zur Normalisierung der medikamentösen Therapie mit Neurolog*innen und Hausärzt*innen
- Polsterung von Möbelstücken (z. B. Stühle und Bettkanten) zur Verminderung durch Verletzungen
- Wertschätzung und Förderung der Selbständigkeit
- wertfreie Dokumentation von Selbst-, Fremd- und Eigengefährdung
- regelmäßige Fallbesprechungen

Dokumentationsbeispiel

»Bewohner*in/Herr X/Frau Y zeigt bei der pflegerischen Versorgung/Nahrungsaufnahme/therapeutischen Maßnahme einen übersteigerten Bewegungsdrang. Um eine Gefährdung zu vermeiden, wurde die Maßnahme unterbrochen und in 20 Min. erneut, mit eventueller Unterstützung durch eine zweite Pflegeperson, versucht.«

»Aufgrund von übersteigerten Bewegungen kam es zur Selbstverletzung im Bereich (Körperregion angeben), eine Versorgung ist zum derzeitigen Moment nicht möglich und wird in 20 Min. erneut versucht. Sollte dies zum gegebenen Zeitpunkt erneut nicht möglich sein, wird eine zweite Pflegeperson oder ein Arzt hinzugezogen.«

»Die pflegerische Versorgung musste aufgrund des übersteigerten Bewegungsdrangs kurz unterbrochen werden. Bewohner*in X/Y beruhigte sich durch Maßnahme XY. Die Versorgung konnte wie geplant durchgeführt werden.«

6.2 Kommunikation und Teamzusammenhalt

6.2.1 Kommunikationsregeln

Tab. 6: Leitfragen »Kommunikationsregeln« (eigene Zusammenstellung)

Leitfragen Kommunikationsregeln	Platz für Notizen
Ziel und Zielgruppe	
Was möchten wir mit der Intervention erreichen? Mögliche Ziele sind: • die Aufmerksamkeit auf die Umgangs- und Kommunikationsformen untereinander und in der Einrichtung lenken • entsprechende Formen reflektieren, konstruktiv rückmelden und ggf. anpassen • Wertschätzung für den Menschen gegenüber vermitteln • eine bessere Umgangs-, Team- und Einrichtungskultur anbahnen Wen möchten wir mit der Intervention erreichen, z. B. • Mitarbeiter*innen • Angehörige	
Form	

Wie können wir unsere Inhalte am besten vermitteln? Was ist die geeignete Form für unsere Botschaft?
 	
• Plakat:
  – erreicht alle Personen, welche die Einrichtung betreten
  – ist ein »Blickfang« und eignet sich daher gut, um Aufmerksamkeit auf ein bestimmtes Thema/eine bestimmte Botschaft zu lenken
• Leitfaden:
  – Mittels einer Verschriftlichung zu den Themen »Kommunikation« und/oder »Kritik äußern und annehmen« können Sie eine Art Leitfaden gestalten, der möglichst allgemeinverbindlich gehalten und umgesetzt werden sollte.	

Inhalte und Umsetzung	
Welche Inhalte möchten wir weitergeben und wie können wir diese darstellen? • Welche Botschaft, z. B. Umgang miteinander, Kommunikationsregeln, Wertschätzung, Kritik äußern, wollen wir wie vermitteln, z. B. Plakat, Leitfaden, Botschaften-Zettel etc. • Benötigen wir vertieftes Wissen/möchten wir spezielle Kommunikationstheorien einbinden (z. B. Gewaltfreie Kommunikation)? Wen können wir um Unterstützung bitten?	

Leitfragen Kommunikationsregeln	Platz für Notizen

Beispielhafte Leitfragen für die Erarbeitung von Kommunikationsregeln (diese können je nach gewünschter Botschaft verändert werden):

- Wie kommunizieren wir mit- und untereinander (im Sinne einer IST-Analyse)? Im Team, aber auch in der gesamten Einrichtung mit Bewohner*innen und deren Angehörigen
- Wie möchten wir miteinander und untereinander kommunizieren (SOLL-Vorstellung)? Im Team, aber auch in der gesamten Einrichtung mit Bewohner*innen und deren Angehörigen
- Wo fällt es mir schwer, angemessen zu kommunizieren?
- Wie kann ich angemessen Kritik und/oder Fehler ansprechen? Hinweise zur Gestaltung eines Plakats/Aushangs finden Sie unter XY.

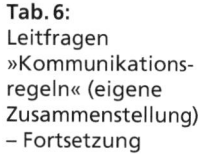

Tab. 6: Leitfragen »Kommunikationsregeln« (eigene Zusammenstellung) – Fortsetzung

Implementierung

Wo werden die Kommunikationsregeln hinterlegt?

Wie machen wir auf die Kommunikationsregeln aufmerksam?

- Hinweis auf Teambesprechungen
- Mini-Vorträge bei Teambesprechungen
- Aushänge von Plakaten

Wollen wir die Kommunikationsregeln in weitere Interventionen integrieren, z. B. als

- Grundlage für eine Schulung
- Inhalt eines Gewaltpräventionskonzepts und/oder Einarbeitungskonzepts

Tipp

In einigen Einrichtungen aus dem bisherigen Projektverlauf wurden die Ergebnisse als Botschaften-Zettel und Blickfang auf den Personaltoiletten ausgehängt. Dies wurde seitens aller Mitarbeiter*innen wahrgenommen, durch die Präsenz lud dies zum Erinnern an die Botschaften ein. Alternativ können die Botschaften auch in den Dienstzimmern ausgehängt werden.

Beispiele aus PEKo-Einrichtungen

Abb. 18: Beispiel Botschaftenzettel (eigene Darstellung)

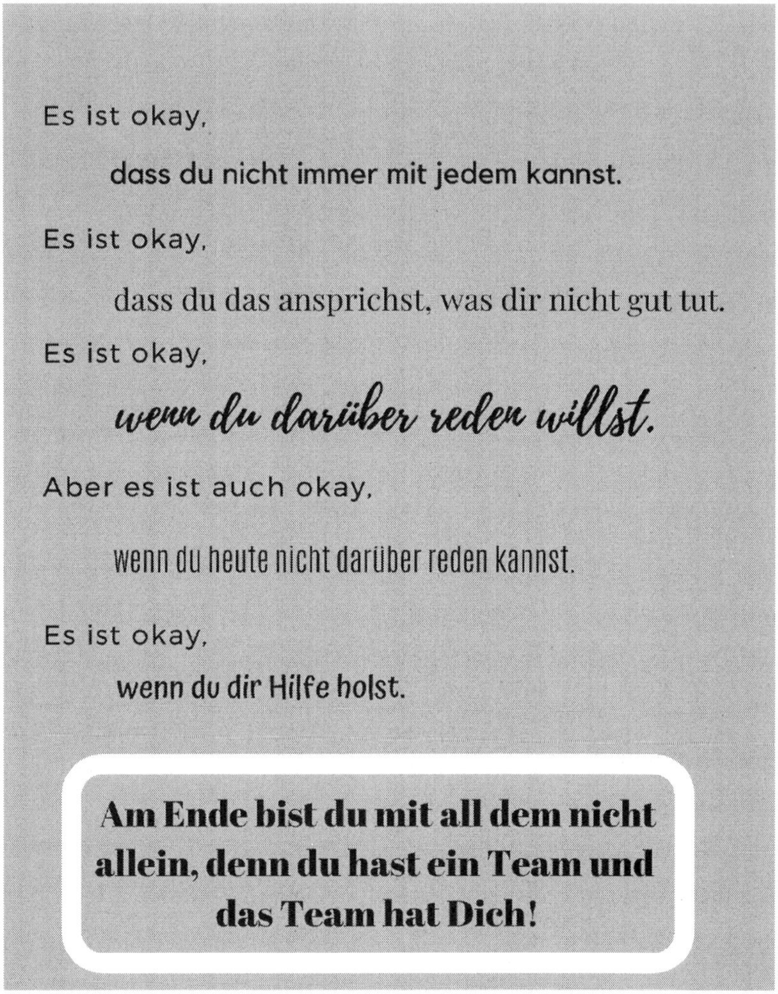

Es ist okay,
    dass du nicht immer mit jedem kannst.

Es ist okay,
    dass du das ansprichst, was dir nicht gut tut.

Es ist okay,
    wenn du darüber reden willst.

Aber es ist auch okay,
    wenn du heute nicht darüber reden kannst.

Es ist okay,
    wenn du dir Hilfe holst.

> **Am Ende bist du mit all dem nicht allein, denn du hast ein Team und das Team hat Dich!**

Beispiel Leitfaden »Kritik äußern und annehmen«[2]

1. Wie und wann äußere ich Kritik?

- Verbesserungsvorschläge oder Fehler am besten direkt ansprechen, wenn möglich keine Zeit verlieren, um das erneute Auftreten von Fehlern zu verhindern.

---

[2] Die Inhalte wurden freundlicherweise von der Einrichtung Südhus Nord in Rostock zur Verfügung gestellt.

- persönlich: von Person zu Person Kritik äußern
- Optional kann, wenn ein persönliches Gespräch nicht möglich ist, auch auf Nachrichten zurückgegriffen werden. Hierbei ist Folgendes zu beachten:
  - Gefühlslage des Schreibenden nicht bewerten (oft wird die eigene Gefühlslage in den Text interpretiert)
- Klare Beschreibung des »Problems«:
  - In welcher Schicht/Situation ist das Problem aufgetaucht?
  - Welche Bewohner*innen, welche Mitarbeiter*innen, sonstige Personen sind betroffen?
  - Was wurde bisher in so einer Situation getan?
  - Wie kann eine solche Situation besser verlaufen?
  - Kann das Problem alleine bewältigt werden oder muss Hilfestellung/direkte Anleitung gegeben werden?

2. Psychohygiene/Absprachen mit Dritten

- Häufig bewirkt geäußerte Kritik nicht direkt eine Verbesserung der Situation.
- Bei Kolleg*innen um Rat fragen, ist in Ordnung, jedoch sollten Wertungen auf persönlicher Ebene vermieden werden.
- Ggf. können erfahrene oder speziell ausgebildete Kolleg*innen als Vermittler agieren, wenn zwei Parteien nicht weiterkommen.

3. Verallgemeinerungen/Drohungen/Wertungen

- Möglichst genaue und strukturierte Problembeschreibung, um eine Eingrenzung zu erreichen.
- Schuldzuweisungen vermeiden, objektive Betrachtung der Problematik; ggf. wurden Fehler unbewusst oder aufgrund mangelnden Wissens gemacht
- eigene Vorstellungen genau beschreiben, was soll verändert werden und wie? Dinge eventuell nochmal schulen/vormachen
- unnötigen Druck durch Drohungen vermeiden! Druck erhöht Frust und ist nicht zielführend
- gemeinsam an Lösungsmöglichkeiten arbeiten, für Nachbesserung sorgen, Hilfe anbieten
- Wer Kritik äußert, hat gleichermaßen auch die Pflicht, alles dafür zu tun, um eine Verbesserung anzustreben.

4. Hilfe anbieten

- eigene Erfahrungen schildern
- gemeinsam den Blick auf mögliche Probleme und deren Ursachen richten

6 Arbeitshilfen

6.2.2 Strukturierte Teamgespräche

Tab. 7: Leitfragen »Strukturierte Teamgespräche« (eigene Zusammenstellung)

Leitfragen Strukturierte Teamgespräche	Platz für Notizen
Ziel und Zielgruppe	
Was möchten wir mit der Intervention erreichen? Mögliche Ziele sind: • »geschützte« regelhafte Kommunikation über (potentielle) Gewaltsituationen • die Aufmerksamkeit auf die Umgangs- und Kommunikationsformen untereinander und in der Einrichtung lenken • entsprechende Situationen/Probleme reflektieren, konstruktiv rückmelden und ggf. anpassen • Wertschätzung für den Menschen gegenüber vermitteln • eine bessere Umgangs-, Team- und Einrichtungskultur anbahnen **Wen möchten wir mit der Intervention erreichen, z. B.** • Mitarbeiter*innen • bei Bedarf Bewohner*innen und Angehörige	
Form	
Wie können wir unsere Inhalte am besten vermitteln? • Möchten wir einzelne Fälle vertieft besprechen (z. B. per Fallbesprechung oder »Kollegialer Beratung«)? • Möchten wir eher Informationen austauschen (z. B. wohnbereichsübergreifende Übergabe)?	
Inhalte und Umsetzung	
Im Anschluss werden beispielhaft der Ablauf und die Methode der Kollegialen Beratung sowie Leitfragen für Fallschilderungen aufgeführt. Anhand der Beispiele kann die Intervention »strukturierte Teamgespräche« ausgestaltet werden. Natürlich sind Sie offen in der Ausgestaltung der strukturierten Teamgespräche, insbesondere, wenn Sie diese an bestehende Formate andocken. **Wer kann die strukturierten Teamgespräche leiten/anleiten?** • Gibt es Kolleg*innen, die sich bereits mit einer der Methoden auskennen oder sich gerne einarbeiten/fortbilden wollen?	
Implementierung	
Wie machen wir auf die strukturierten Teamgespräche aufmerksam? • Hinweis auf Teambesprechungen • offizielle schriftliche Einladung	

Leitfragen Strukturierte Teamgespräche	Platz für Notizen
Wollen wir die strukturierten Teamgespräche in weitere Interventionen integrieren, z. B. als • Grundlage für eine Schulung • Inhalt eines Gewaltpräventionskonzepts und/oder Einarbeitungskonzepts	

Tipp
Bei strukturierten Teamgesprächen handelt es sich um regelmäßige Teamgespräche oder Fallbesprechungen, in denen in einem geschützten Rahmen (bei Bedarf ohne Vorgesetzte, um das Angebot hierarchiefrei zu gestalten) über Gewaltereignisse gesprochen werden kann. Die Nutzung festgelegter Strukturen und Abläufe sorgt für einen geregelten Zeitrahmen und soll Diskussionen vermeiden, die nicht zielführend sind. Die Intervention kann an bereits vorhandene Einrichtungsstrukturen und Austauschformate angeschlossen werden.

Tab. 7: Leitfragen »Strukturierte Teamgespräche« (eigene Zusammenstellung) – Fortsetzung

Praxisleitfaden »Kollegiale Beratung«

Um kollegiale Beratung erfolgreich durchführen zu können, sollten Teams und Gruppen einige wichtige Aspekte berücksichtigen. Die folgenden Grundsätze sind hilfreich für eine gelingende Gestaltung kollegialer Beratung:

- **Vertrauen:** ermöglicht offene Gespräche unter den Teilnehmer*innen
- **Vertraulichkeit:** garantiert, dass fallbezogene Inhalte und Beiträge der Beratenden nicht nach außen getragen werden
- **Unterstützung:** ist hilfreich bei der Reflexion und Bewältigung beruflicher Fälle
- **Wertschätzung:** Wechselseitige Wertschätzung fördert die Offenheit, auch über sensible Themen zu sprechen.

Das Team sollte *ohne größere interne Spannungen oder Konflikte* sein. Andernfalls fehlt das Vertrauen darin, eigene Fälle offen darzustellen und gemeinsam konstruktiv Ideen zu produzieren. Auch hierarchische Beziehungen innerhalb einer Gruppe sollten nach Möglichkeit vermieden werden.

Das Beratungsgespräch in der Gruppe folgt einer festen Abfolge von Phasen, in denen die Beteiligten in ihren jeweiligen Rollen verschiedene Aufgaben erfüllen. Die *Gesamtdauer sollte 45 Min.* nicht überschreiten:

Phase 1: Casting (5 Min.)

Im Casting werden die Rollen besetzt:

- Moderation
- Fallerzähler*in

- kollegiale Berater*innen
- Protokollant*in

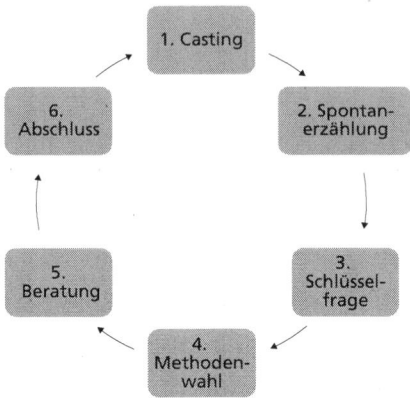

Abb. 19: Phasen Beratungsgespräch (eigene Darstellung)

Moderation:
Die Moderation führt die Gruppe durch die Phasen der kollegialen Beratung. Während der Phase des Spontanberichts hilft die Moderation der Person, die den Fall vorbringt, ihr Anliegen durch gezielte Nachfragen besser zu erläutern, um Unklarheiten zu vermeiden. Die Moderation achtet auf einen respektvollen Umgang unter allen Teilnehmenden und sorgt dafür, dass die Person, die den Fall vorbringt, ihre Gedanken und Anliegen frei äußern kann.

Fallerzähler*in:
Der*Die Fallerzähler*in stellt der Runde eine aktuelle Praxissituation bzw. einen Fall vor. Die eigene Perspektive und wichtige Informationen, die zum Verständnis der Situation bzw. des Falls beitragen, sollen dargestellt werden. Abschließend wird eine Schlüsselfrage, die das aktuelle Anliegen widerspiegelt, formuliert und in der folgenden Phase eine Methode zur Bearbeitung der Fragestellung vorgeschlagen.

Berater*innen:
Die übrigen Teilnehmenden nehmen die Rolle der beratenden Person ein. Sie lassen sich durch die Moderation während der kollegialen Beratung anleiten. Sie hören der Person, die den Fall vorbringt, aufmerksam zu, stellen Verständnisfragen an der passenden Stelle und geben in der Beratungsphase ihre Ideen und Perspektiven.

Protokollant*in:
Eine Person (der Berater*innen) wird während der Beratungsphase (Phase 5) als protokollführende Person bestimmt. Sie unterstützt die Person, die den Fall vorbringt, indem sie die Ideen der Beratenden mitschreibt.

Phase 2: Spontanerzählung (10 Min.)

Die Moderation bittet den*die Fallerzähler*in, den Fall zu schildern. Dafür werden etwa zehn Minuten Zeit eingeplant, um alle Informationen darzustellen, die notwendig sind, um den Fall einigermaßen zu verstehen. Die Moderation unterstützt die Fallperson durch klärende und fokussierende Fragen.
Die Berater*innen halten sich in dieser Phase zunächst zurück. Am Ende der Zeit lässt die Moderation noch zwei bis drei Verständnisfragen der beratenden Personen zu.

Phase 3: Schlüsselfrage (5 Min.)

Die Moderation bittet den*die Fallerzähler*in, ihre Schlüsselfrage in Bezug auf das Thema zu formulieren, zu dem sie beraten werden möchte. Dabei wird der*die Erzähler*in von der Moderation unterstützt. Die Schlüsselfrage soll umreißen, welches Ziel der*die Erzähler*in in dieser kollegialen Beratung verfolgt.
Wenn der*die Erzähler*in Schwierigkeiten mit der Schlüsselfrage bzw. dem Ziel der kollegialen Beratung hat, können in einer ersten Beratungsphase gemeinsam Schlüsselfragen gefunden werden. Dabei muss darauf geachtet werden, dass diese auch wirklich den Beratungsbedarf des*der Fallerzählers*in treffen. Dann kann die Gruppe zum nächsten Schritt übergehen.

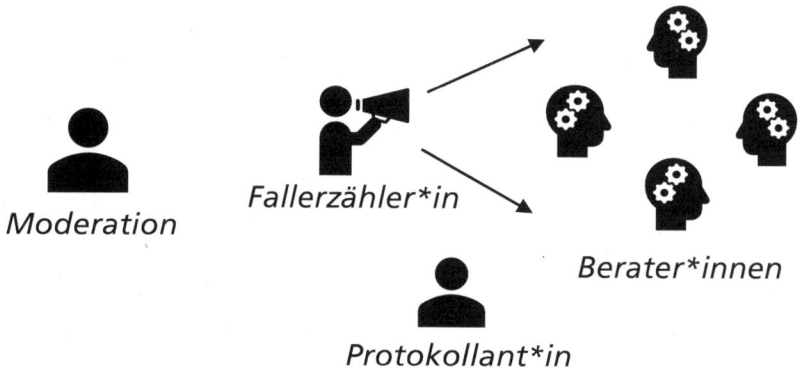

Abb. 20: Gesprächsablauf Fallerzählung (eigene Darstellung)

Phase 4: Methodenwahl (5 Min.)

Die Moderation leitet die Auswahl einer Beratungsmethode an, die zur Bearbeitung der Schlüsselfrage in der gewünschten Zielrichtung dient. Den Berater*innen steht eine umfangreiche Auswahl an Beratungsmethoden zur Verfügung. Die Auswahl sollte sich hierbei immer an der Fragestellung des*der Fallerzählers*in orientieren.

Der*Die Fallerzähler*in kann eine Beratungsmethode vorschlagen und auch die beratenden Personen können ihre Vorschläge einbringen. Die Moderation trifft in Abstimmung mit den Anwesenden die Entscheidung. Vor Beginn der Durchführung erläutert sie das Vorgehen nach dieser Methode kurz.

Tab. 8: Mögliche Methoden (eigene Zusammenstellung)

Methode	Ziel	Leitfrage
Brainstorming	Lösungsideen sammeln	Was könnte man in einer solchen Situation alles tun?
Kopfstand-Brainstorming	Ideen in die Gegenrichtung der Schlüsselfrage suchen	Wie könnte der Fallerzähler die Situation noch verschlimmern?
Gute Ratschläge	Empfehlungen für einen Lösungsweg sammeln	Welche Ratschläge habe ich für den Fallerzähler?
Resonanzrunde	Feedback in Bezug auf die Fallerzählung	Was löst die Fallerzählung bei mir als Reaktionen aus?
Actstorming	Erarbeiten von konkreten Verhaltensweisen und/oder Formulierungen	Wie kann ich etwas angemessen formulieren oder mich verhalten?

Die einzelnen Methoden werden im Anschluss ausführlich beschrieben.

Phase 5: Beratung (10 Min.)

Die Berater*innen beraten gemeinsam zur Schlüsselfrage des*der Fallerzählers*in, unter Verwendung der ausgewählten Beratungsmethode. Wenn nicht zu Beginn geschehen, wird eine Person als Protokollant*in bestimmt, um die Beiträge der Berater*innen zu notieren und dem*der Fallerzähler*in zur Verfügung zu stellen.

Die Berater*innen formulieren ihre Beiträge gemäß den Vorgaben der gewählten Methode. *Der*Die Fallerzähler*in hört in dieser Phase nur zu und lässt die Ideen auf sich wirken!* Die Moderation überwacht den Zeitrahmen von etwa zehn Minuten und stellt sicher, dass die Berater*innen nur einen Beitrag pro Wortmeldung abgeben und dass die Beiträge nicht zu schnell hintereinander erfolgen, um dem*der Fallerzähler*in die Möglichkeit zu geben, die Informationen aufzunehmen.

Phase 6: Abschluss (2 Min.)

Die Moderation bittet den*die Fallerzähler*in um Feedback, ob er*sie mit dem Ergebnis der Beratung zufrieden ist und ob noch offene Fragen bestehen. Der*Die Fallerzähler*in gibt Rückmeldung, ob die Schlüsselfrage beantwortet wurde und welche Ideen besonders hilfreich waren. Offene Fragen können in einer weiteren Beratungssitzung aufgegriffen werden.

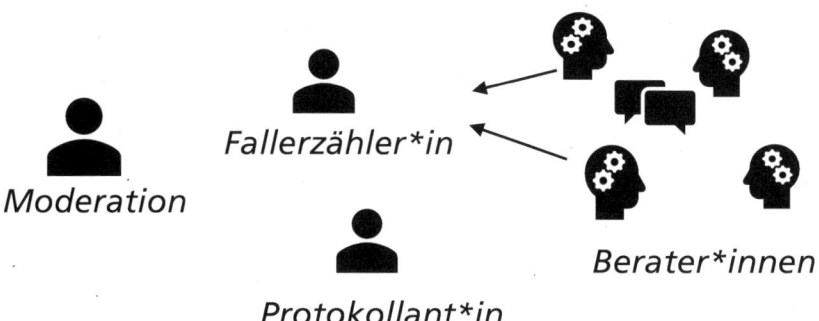

Abb. 21: Gesprächsablauf Beratungsphase (eigene Darstellung)

Abschließend fragt die Moderation nach einem Feedback zur Durchführung der kollegialen Beratung. Die Berater*innen und der*die Fallerzähler*in können ihr Feedback äußern, um zukünftige Beratungssitzungen zu optimieren. Damit endet ein Zyklus der kollegialen Beratung und die Gruppe kann mit einer Neuverteilung der Rollen (Casting) fortfahren.

Brainstorming

Das Sammeln von Ideen ist eine Methode, die man dann auswählen kann, wenn die Person, die die Frage stellt, eine möglichst große Vielfalt von Lösungsideen wünscht. Dies kann beispielsweise bei einer Schlüsselfrage wie »Was kann ich alles tun, damit meine Vorgesetzten mich bei meinem Projekt unterstützen?« sinnvoll sein.

Beim Brainstorming – wie überhaupt in dieser Phase der kollegialen Beratung – gelten für die Beiträge vier wichtige Regeln, auf die die Moderation ausdrücklich hinweisen sollte:

- Jede Idee ist erlaubt!
- Andere Ideen können aufgegriffen und weiterentwickelt werden!
- keine Kritik oder Killerphrasen!
- Quantität vor Qualität!

Da beim Brainstorming durch das Einhalten dieser Regeln immer eine große Anzahl von Ideen entsteht, sollte eine Person (Protokollant*in) die Ideen für die Fragesteller*in mitschreiben.

Kopfstandbrainstorming

Bei dieser Methode wird die Schlüsselfrage umgedreht und in ihr Gegenteil verkehrt (»auf den Kopf gestellt«), um eine Vielzahl von Lösungsansätzen zu erhalten. Dies kann insbesondere in festgefahrenen Situationen hilfreich sein. Zum Beispiel wird statt der Frage »Wie kann eine*n aggressive*n Bewohner*in beruhigen?« die Frage gestellt: »Wie kann ich eine*n aggressive*n Bewohner*in so weit reizen, dass die Situation eskaliert?«

Die Moderation schlägt zunächst die umgedrehte Frage vor und startet dann die zehnminütige Ideensammlung. Es gelten die gleichen Regeln wie beim Brainstorming, und ein*e Kollege*in wird gebeten, die Ideen zu notieren. Am Ende werden die gesammelten Ideen wieder »auf die Beine gestellt« und passend zur Schlüsselfrage umformuliert.

Gute Ratschläge

Wir tun uns häufig schwer, Ratschläge von anderen anzunehmen, insbesondere, wenn sie ungefragt erteilt werden. Bei dieser Methode geht es jedoch gezielt darum, dem*der Fallerzähler*in ernstgemeinte oder auch unkonventionelle Ratschläge zu erteilen.

Um zu verdeutlichen, dass der*die Fallerzähler*in das Recht behält, die Ratschläge anzunehmen oder abzulehnen, müssen alle Berater*innen ihre Ratschläge mit der folgenden Aussage einleiten: »Wenn ich an deiner Stelle wäre, würde ich...« oder »Ich gebe dir den Ratschlag, dass...«

Resonanzrunde

In der Resonanzrunde äußern alle Teilnehmenden, was sie selbst während dem Spontanbericht empfunden haben und was in ihnen gedanklich vorging. Es geht hierbei nicht um eine Ideensammlung oder Ratschläge, sondern darum, Gefühle und Gedanken als Reaktion oder Resonanz auf den Spontanbericht miteinander zu teilen.

Die genannten Empfindungen der Teilnehmenden können dem*der Fallerzähler*in Hinweise auf verschiedene Facetten der Erzählung geben und helfen, eigene Gefühle und Reaktionen einzuordnen, aber auch andere Wahrnehmungen zu erkennen. Zu beachten ist, dass die Berater*innen nur von sich und ihren Eindrücken sprechen und somit als Resonanzkörper auf die Fallerzählung reagieren.

Actstorming

Das Actstorming ähnelt einem Brainstorming, mit dem Unterschied, dass bei dieser Methode verschiedene Verhaltens- oder Formulierungsvorschläge in wörtlicher Rede gegeben werden. Die Methode eignet sich immer dann, wenn konkrete Ideen entwickelt werden sollen, wie der*die Fallerzähler*in sich einer Person gegenüber verhalten soll.

Eine passende Schlüsselfrage könnte sein: »Mit welchen Formulierungen kann ich meine Kollegin auf ein störendes Verhalten ansprechen, ohne dass sie direkt beleidigt ist?« oder »Wie kann ich einen Erstkontakt mit einem*einer desorientierten und ablehnenden Bewohner*in gestalten, ohne dass sie*er sich bedroht fühlt?«

Zum Actstorming kann in der Mitte der Gruppe ein kleines Szenario aufgebaut werden, das dem eines Rollenspiels ähnelt: ein Stuhl für die

Ideenproduktion der Berater*innen und ein weiterer Stuhl gegenüber für die Person, der etwas mitgeteilt werden soll. Der letztere Stuhl bleibt allerdings leer, er dient nur als Orientierungspunkt für die Ansprache der Berater*innen. Die Berater*innen setzen sich nun nacheinander auf den ersten Stuhl und formulieren ihre Vorschläge mit einer konkreten Wortwahl und dem empfohlenen Tonfall für den*die Fallerzähler*in aus. Für Situationen, in denen auch Mimik und Gestik oder die Positionierung von Personen im Raum wichtig sind, können kleine Rollenspiele (ohne Stühle) durchgeführt werden.

Thema	Meine Notizen
Orientierungsdaten • Wer? • Wie? • Was? • Wann? • Wo?	
Problem- bzw. Aufgabenschilderung • Was ist geschehen? • Was ist die Schwierigkeit/Besonderheit? • Was ist die Aufgabe/Zielsetzung?	
Wer ist alles an der Situation/der Aufgabe/ dem Problem beteiligt?	
• Seit wann besteht das Problem und wie hat es sich entwickelt? • Bis wann ist die Aufgabe zu lösen?	
eigene Gedanken, Reaktionen, Erklärungen oder Gefühle des*der Fallerzählers*in auf die Situation, die Aufgabe oder das Problem	
bisherige Lösungsversuche	
Beratungswunsch an die Gruppe	

Tab. 9: Strukturhilfe für die Fallschilderung (vgl. DGP, 2012)

6.3 Selbstreflexion und Person-zentrierte Pflege

6.3.1 Rollentauschtag

Tab. 10: Leitfragen »Rollentauschtag« (eigene Zusammenstellung)

Leitfragen Rollentauschtag	Platz für Notizen
Ziel und Zielgruppe	
Was möchten wir mit der Intervention erreichen? Mögliche Ziele sind: • Sensibilisierung der Mitarbeitenden für gewaltbehaftete Pflegeroutinen • eigenes Erleben von Kommunikations- und Handlungsweisen • Förderung der person-zentrierten Pflege **Wen möchten wir mit der Intervention erreichen, z. B.** • Mitarbeiter*innen (Welche? Bewusst nur bewohner*innennah eingesetzte Personen oder gezielt auch Küche/Haustechnik etc.?) • Angehörige	
Form	
Der Rollentauschtag ist eine Fortbildung im Sinne einer Selbsterfahrung von Handlungsroutinen. Hierbei versetzen sich die beteiligten Mitarbeitenden mittels verschiedener Rollen in alltägliche Pflege- und Betreuungssituationen, um diese »am eigenen Leib« zu erfahren und diese anschließend gemeinsam zu reflektieren. Die empfohlene Länge für das Format sind zwei bis drei Stunden.	
Inhalte und Umsetzung	
Zur Vorbereitung und Entwicklung möglicher praxisnaher Fallsituationen sollten sich im PEKo-Team folgende Fragen gestellt werden: • Wann und wie kommt es in unserer Einrichtung zu Situationen mit Gewaltpotential? • Eignen sich diese Situationen dafür, um diese »durchzuspielen«? • Haben wir geeignete Räume und Materialien für die entsprechenden Situationen? • Wer sollte an solch einem Tag teilnehmen? **Welche Fallsituationen und Rollen wollen wir am Rollentauschtag durchspielen?** Mögliche Fallsituationen können sein: • *Situation 1:* Lagerung eines/einer Bewohners*in: Zwei Pflegende unterhalten sich über die pflegebedürftige	

Leitfragen Rollentauschtag	Platz für Notizen

Person hinweg, positionieren diese unsanft ohne Vorankündigung.
- *Situation 2:* Essen/Trinken anreichen: Einige Bewohner*innen sitzen gemeinsam am Tisch, ein*e Mitarbeiter*in reicht zwei Bewohner*innen zeitgleich im Stehen Joghurt an und beachtet beide nicht.
- *Situation 3:* Rollstuhl schieben: Ein*e Bewohner*in bremst mit den Füßen, der*die Mitarbeiter*in kippt den Rollstuhl nach hinten und fährt rasant weiter.

Auf den Regieanweisungskarten kann (am Beispiel der Lagerungssituation, drei Personen) möglicherweise Folgendes stehen:

- *Karte Mitarbeiter*in 1:* Sie sind Pflegende. Stürmen Sie ins Zimmer rein, brüllen laut »Guten Morgen«, reißen Sie die Vorhänge auf, decken Sie den*die Bewohner*in ruckartig auf und ziehen Sie seine Lagerungskissen ruckartig weg, ohne dies anzukündigen.
- *Karte Mitarbeiter*in 2:* Sie sind Pflegender und unterstützen Ihre Kollegin bei der Lagerung. Helfen Sie ihr und reden bei der Lagerung über die Erlebnisse Ihres freien Wochenendes.
- *Karte Bewohner*in:* Sie sind ein*e seheingeschränkte Bewohner*in mit leicht beginnender Demenz und liegen im Bett. Reagieren Sie entsprechend schreckhaft und verängstigt auf alles, was die Pflegende mit Ihnen macht.

Wie wollen wir die Fallsituation reflektieren? Hilfreiche Fragen können sein:

- Wie haben Sie in Ihrer jeweiligen Rolle die Situation empfunden? Wie ging es Ihnen in Ihrer Rolle?
- Wie haben Sie als Zuschauende die Situation empfunden?
- Was könnte anders gemacht werden?
- und/oder Einarbeitungskonzepts

WICHTIG: Es geht hierbei nicht um eine Bewertung der Person, welche die Rolle gespielt hat, sondern um die reine Wahrnehmung in der Rolle!

Welche Requisiten und Räumlichkeiten benötigen wir für die Durchführung des Rollentauschtags, z. B.:

- Pflegebett
- Rollstuhl
- ...

Wie viele Personen brauchen wir für die Durchführung des Rollentauschtags? Welche Kolleg*innen können wir in die Gestaltung miteinbeziehen?

Tab. 10:
Leitfragen
»Rollentauschtag«
(eigene Zusammenstellung)
– Fortsetzung

Tab. 10:
Leitfragen
»Rollentauschtag«
(eigene Zusammen-
stellung)
– Fortsetzung

Leitfragen Rollentauschtag	Platz für Notizen
Erfahrung aus der Praxis: Die Veranstaltung sollte: • von mindestens einer Person moderiert werden • von ein bis zwei Personen pro Fallsituation, die an Entwicklung und Planung beteiligt waren, begleitet und moderiert werden • vier bis acht Mitarbeitende pro Situation als Teilnehmende • Jede teilnehmende Person sollte jede Fallsituation einmal durchlaufen, entweder aktiv beteiligt oder als Zuschauer*innen, die im Nachgang Feedback geben. Empfehlung: zu Beginn die Teilnehmenden in Gruppen mit gleicher Größe einteilen und die Fallsituationen im rollierenden Verfahren durchspielen, anschließend gemeinsam in der Gruppe reflektieren, z. B. beginnt: • Gruppe A bei Fallsituation 1, geht anschließend zu Fallsituation 2 und abschließend zu Fallsituation 3 • Gruppe B beginnt bei Fallsituation 2, dann 3 und abschließend 1 • Gruppe C beginnt bei Fallsituation 3, dann 1 und abschließend 2	
Implementierung	
In welcher Form (Gruppengröße etc.) und wie häufig sollten wir den Rollentauschtag anbieten, damit möglichst viele Personen der Zielgruppe am Rollentauschtag teilnehmen können? **Wollen wir den Rollentauschtag in andere Interventionen einbinden?** • z. B. Verankerung im Gewaltpräventionskonzept, Aufnahme in Fortbildungskatalog und/oder Einarbeitungskonzept	
Tipp	
Es empfiehlt sich, nicht mehr als drei verschiedene Situationen darzustellen. Die jeweilige Situation sollte zuerst negativ durchgespielt werden, anschließend reflektiert und abschließend nochmals positiv durchgespielt werden. Für die positive Darstellung der Situation bedarf es in aller Regel keine Regieanweisungen. Diese kann anhand der gemeinsamen Reflexion spontan durchgespielt werden. Bei einem jährlichen Angebot des Rollentauschtags sollten die jeweiligen Fallsituationen je nach Bedarf angepasst und verändert werden, sodass einem »Abstumpfen« bzw. einer Routine vorgebeugt wird.	

6.3.2 HausUNordnung

Tab. 11: Leitfragen »HausUNordnung« (eigene Zusammenstellung)

Leitfragen HausUNordnung	Platz für Notizen
Ziel und Zielgruppe	

Was möchten wir mit der Intervention erreichen? Mögliche Ziele sind:

- die Aufmerksamkeit auf die Verhaltensweisen von kognitiv beeinträchtigten Menschen lenken
- entsprechende Verhaltensweisen aus der Beobachter*innenperspektive reflektieren
- ein Überstülpen eigener »vermeintlich normaler« Verhaltensweisen vermeiden und dadurch das Konfliktpotential senken

Wen möchten wir mit der Intervention erreichen, z. B.

- Angehörige, Mitarbeiter*innen
- Bewohner*innen ohne kognitive Beeinträchtigungen

Form und Inhalt

Wie können wir unsere Inhalte am besten vermitteln? Was ist die geeignete Form für unsere »Botschaft«?

- siehe Plakat/Flyer/Broschüre

Welche Inhalte möchten wir mit der Intervention thematisieren?

- Welche Verhaltensweisen kognitiv beeinträchtigter Menschen bieten in unserer Einrichtung Anlass für mögliche Konfliktsituationen?
- Welche Verhaltensweisen führen dazu, dass eigene Bedürfnisse oder jene der Angehörigen dazu führen, dass den Bewohner*innen diese übergestülpt werden?

Umsetzung

Wer arbeitet das endgültige Layout aus? Benötigen wir dafür zusätzliche Ressourcen?

- siehe Plakat/Flyer/Broschüre

Haben wir an alles gedacht (bevor unser Entwurf in den Druck geht)?

- siehe Plakat/Flyer/Broschüre

Implementierung

Wo können wir die HausUNordnung noch integrieren oder in anderen Interventionen einbinden, z. B.

- in einer Angehörigenmappe beim Neueinzug
- Vorstellung an Teambesprechungen, Angehörigenabenden etc.
- Präventionskonzept

6 Arbeitshilfen

Tab. 11: Leitfragen »HausUNordnung« (eigene Zusammenstellung) – Fortsetzung

Leitfragen HausUNordnung	Platz für Notizen
Tipp	
Insbesondere bei kreativen Ausarbeitungen kann das PEKo-Team in zwei Gruppen aufgeteilt werden, sodass unabhängig voneinander zwei (oder auch mehrere) Entwürfe mit verschiedenen Symbolen entworfen werden. Danach kann der beste Entwurf gemeinsam ausgestaltet oder beide Entwürfe vereint werden.	

Beispiele aus PEKo-Einrichtungen

Abb. 22: Beispiel »HausUNordnung« (eigene Darstellung)

HausUNordnung

ggf. Bild und/oder Logo hinzufügen

Nennung der Einrichtung

Liebe Angehörige, Besucher:innen und Mitarbeiter:innen,

in unserer Einrichtung sind Menschen mit unterschiedlichen Bedürfnissen und Hilfebedarfen zuhause. Wir haben die Aufgabe, dies so anzunehmen, ihr Wohlbefinden zu fördern und sie auf ihrem Weg zu begleiten.

Das ist die Welt unserer Bewohner:innen:

Singen, "Hallo"- Rufen, Lachen, Schreien oder Schimpfen - all dies zeigt, dass unsere Bewohner leben, etwas hören und sich wahrnehmen!

Hier darf jeder sein Päckchen tragen, denn unsere Bewohner sind fleißig und räumen gern - z.B. Servietten, Handtücher, Blumen, Obst oder Besteck.

Viele unserer Bewohner lieben Berührungen, Kuscheltiere, Puppen, Kissen oder Schmusedecken. Denn weiche Gegenstände können Nähe vermitteln, Kinderersatz sein oder Trost spenden.

Alles darf angefasst und hin und her gestellt werden, denn unsere Vorstellung von Ordnung gilt nicht für unsere Bewohner. Dies gilt besonders für das eigene Zimmer!

"Mein" und "Dein" ist heute nicht so wichtig. Wenn Dinge beschriftet sind, können diese wieder zugeordnet werden.

Unsere Bewohner können noch alleine essen - wenn auch nicht so, wie wir es gewöhnt sind!

Bewohner suchen sich ihre Kleidung selber aus, auch wenn sie unseren Geschmack dabei nicht immer treffen.

Unsere Bewohner entscheiden selbst, wann und wo sie schlafen oder sich ausruhen.

Wir freuen uns über Ihr Verständnis,
Ihr Team der Einrichtung XY

6.4 Handlungssicherheit

6.4.1 Handlungsleitfaden

Leitfragen Handlungsleifaden	Platz für Notizen
Ziel und Zielgruppe	
Was möchten wir mit der Intervention erreichen? Mögliche Ziele sind: • die Aufmerksamkeit auf das Thema Gewalt in der Pflege lenken • Handlungssicherheit im Umgang mit Konfliktsituationen und Gewaltereignissen vermitteln • Sicherung der Versorgungsqualität anbahnen und sicherstellen • das PEKo-Team und/oder Vertrauenspersonen/-team als Ansprechpartner*innen für das Thema vorstellen	
Wen möchten wir mit der Intervention erreichen, z. B. • Mitarbeiter*innen	
Form	
Wie können wir unsere Inhalte am besten vermitteln? • Durch die Verschriftlichung von Handlungen, Prozessen, Strukturen und Abläufen wird eine standardisierte Vorgehensweise ermöglicht.	
Inhalte und Umsetzung	
Was können wir präventiv (vor Akutsituation) tun, um Gewalt zu vermeiden? • Welche Atmosphäre/Teamkultur brauche ich, um gelassen arbeiten zu können? • Was kann ich selbst dafür tun, um gelassen arbeiten zu können? • Wie können wir uns im Team gegenseitig unterstützen, um Gewalt zu vermeiden? • Wie kann ich eine*n Bewohner*in beruhigen? • Welche Infos brauche ich über den*die Bewohner*in, um eine Gewaltsituation im Vorfeld zu vermeiden und wie komme ich an diese? • Was wünschen wir uns von den Kolleg*innen/von der Leitung/von Angehörigen? • Was braucht das Team noch? *Denkanstoß:* Sollte die Erarbeitung ins Stocken geraten, erinnern Sie sich an einen Gewaltvorfall in Ihrer Einrichtung. Welche Ursachen könnten hier zugrunde gelegen haben? Überlegen Sie anschließend, wie man diesen hätte vermeiden können.	

Tab. 12: Leitfragen »Handlungsleitfaden« (eigene Zusammenstellung)

Tab. 12: Leitfragen »Handlungsleitfaden« (eigene Zusammenstellung) – Fortsetzung

Leitfragen Handlungsleifaden	Platz für Notizen

Was kann/können ich/wir in einer Akutsituation tun?

- Was mache ich zuerst?
- Welche Handlungsmöglichkeiten habe ich?
- Wie kann ich eine Verschlimmerung der Situation verhindern?
- Welche Infos brauche ich über den*die Bewohner*in, um im Akutfall gut auf ihn*sie eingehen zu können?
- Wie schütze ich mich?
- Wie schütze ich den*die Bewohner*in?
- Wer hilft mir?
- Wie hole ich mir Hilfe?
- Was hilft mir?
- Was wünschen wir uns von den Kolleg*innen/von der Leitung/von Angehörigen?
- Was braucht das Team noch?
- Was gibt mir selbst Handlungssicherheit?

Denkanstoß: Sollte es Ihnen schwerfallen, konkrete Schritte zu erarbeiten, können Sie wie folgt vorgehen: Wie müssten Sie sich (und Ihre Kolleg*innen sich) verhalten, um die Situation schlimmstmöglich zu gestalten und den Konflikt noch weiter zu verstärken? Leiten Sie daraus gegenteilige Handlungsschritte ab, um empfehlenswerte Verhaltensweisen zu erarbeiten (siehe Methode Kopfstand-Brainstorming – Strukturierte Teamgespräche/Kollegiale Beratung)

Was kann ich/können wir tun, nachdem die Akutsituation vorbei ist (Nachsorge)?

- Was brauchen die einzelnen Personen, die an der Situation beteiligt waren?
- Wer benötigt welche Unterstützung?
- Wer übernimmt welche Unterstützung?
- Wen müssen wir wie über was informieren?
- Was müssen wir dokumentieren (und wo)?
- Was wünschen wir uns von den Kolleg*innen/von der Leitung/von Angehörigen?
- Was können wir tun, damit aus der Situation etwas mitgenommen werden kann? (z. B. um das Auftreten ähnlicher Situationen zu verringern oder um uns den Umgang damit zu erleichtern)
- Was braucht das Team noch?

Denkanstoß: Was würden Sie sich wünschen, nachdem Sie eine Gewaltsituation erlebt haben? Nehmen Sie hierbei zuerst Ihre Perspektive ein und dann die des*der Bewohners*in. Stellen Sie sich hierbei wirklich den Idealfall vor.

Haben wir an alle Formen und Richtungen von Gewalt, die in unserer Einrichtung und/oder insgesamt in Altenpflegeeinrichtungen vorkommen können, gedacht?

- Was steht in unserer Gewaltdefinition?

6.4 Handlungssicherheit

Leitfragen Handlungsleifaden	Platz für Notizen
Passen unsere Handlungsschritte zu unserer Einrichtung und sind sie konkret genug, dass sie tatsächlich hilfreich für die Praxis sind? • allgemeine Floskeln vermeiden	
Implementierung	
Wie schaffen wir es, dass alle Kolleg*innen den Handlungsleitfaden kennen und von diesem profitieren? • Hinweis auf Teambesprechungen • Nutzung für Präventionsschulungen • Übernahme in Präventionskonzept • Verortung in Einarbeitungskonzept **Wie und wann wollen wir den Handlungsleitfaden evaluieren und ggf. anpassen?**	
Tipp	
Der entwickelte Handlungsleitfaden kann zusätzlich in Form eines Plakates oder eines Aushangs visualisiert werden. Evtl. kann daraus auch ein Flussdiagramm entwickelt oder als Kurzform im Sinne einer Kitteltaschenkarte gestaltet werden.	

Tab. 12: Leitfragen »Handlungsleitfaden« (eigene Zusammenstellung) – Fortsetzung

6.4.2 Schulungsvideo

Leitfragen Schulungsvideo	Platz für Notizen
Vorüberlegung	
Wie professionell möchten wir die Videos gestalten? • Haben wir die »passenden« Personen im PEKo-Team oder Kolleg*innen, die Spaß an Schauspiel und/oder Bildbearbeitung haben? • Reicht uns ein selbst-bearbeitetes Smartphone-Video oder möchten wir ein professionelles Produkt? *Hinweis:* Ein eher laienhaftes Video ist am Ende vielleicht sogar persönlicher als ein professionelles und wird die Produzent*innen und Schauspieler*innen mit Stolz erfüllen. Der Lerneffekt bleibt unabhängig von der Videoqualität der Gleiche!	
Ziel und Zielgruppe	
Was möchten wir mit der Intervention erreichen? Mögliche Ziele sind: • die Aufmerksamkeit auf das Thema Gewalt in der Pflege lenken • Handlungssicherheit im Umgang mit Konfliktsituationen und Gewaltereignissen vermitteln	

Tab. 13: Leitfragen »Schulungsvideo« (eigene Zusammenstellung)

Tab. 13:
Leitfragen
»Schulungsvideo«
(eigene Zusammen-
stellung)
– Fortsetzung

Leitfragen Schulungsvideo	Platz für Notizen

Wen möchten wir mit der Intervention erreichen, z. B.

- Mitarbeiter*innen

Form

Wie können wir unser Ziel am besten erreichen?

- Darstellung von »Positiv«-Beispielen im Sinne von Handlungsempfehlungen
- Darstellung von »Negativ«-Beispielen, um für das Auftreten von Gewalt in der Pflege zu sensibilisieren?

Sie haben z. B. folgende Möglichkeiten:

- zwei Videos pro Situation (positiv/negativ)
  - Das Drehen von zwei Beispielen pro ausgewählte Situation ist zeitaufwändig. Es kann daher sinnvoll sein, die Szenen möglichst kurz zu halten, da insgesamt zwei Videos pro Situation geschaut werden müssen.
  - Durch das »Negativ«-Beispiel werden Mitarbeitende für das Thema »Alltagsgewalt« sensibilisiert und bekommen einen Blick für die Problemlage.
  - Eine gezielt überspitzte Darstellung der negativen Situation kann bei einer Schulung die Stimmung auflockern, da klar ist, dass mit der Situation nicht das tatsächliche Handeln einzelner Mitarbeiter*innen aufgezeigt wird.
  - In einer anschließenden Diskussion können die Fehler zunächst gemeinsam »gefunden« und reflektiert werden. Durch die überspitzte Darstellung sollte es auch unerfahrenen Mitarbeitenden gut gelingen, die Fehler aufzudecken. Anschließend können Vorschläge für alternative Handlungsweisen gesammelt und dann das »Positiv«-Beispiel als weiterer Lösungsvorschlag angesehen werden.

Achtung: Passen Sie auf, dass die »Negativ«-Beispiele nicht ohne Möglichkeit der Nachbesprechung gezeigt werden.

- ein Video pro Situation (nur positiv)
  - Das Drehen von einem Beispiel pro ausgewählte Situation ermöglicht es, ein zeitlich längeres und detailreicheres Video zu drehen. Der Fokus auf »nur« eine Darstellung erleichtert den Zuschauer*innen die Konzentration auf wichtige Details.
  - Ein detailliert dargestelltes »Positiv«-Beispiel kann als idealtypische Handlungsanleitung für die ausgewählte Situation dienen und somit die Handlungssicherheit der Mitarbeitenden fördern.
  - Wenn Sie sich dafür entscheiden, Deeskalationsmaßnahmen für eine Situation darzustellen und bereits im Vorfeld einen Handlungsleitfaden entwickelt haben, können Sie sich

6.4 Handlungssicherheit

Tab. 13:
Leitfragen
»Schulungsvideo«
(eigene Zusammenstellung)
– Fortsetzung

Leitfragen Schulungsvideo	Platz für Notizen

auf die dort beschriebenen Abläufe beziehen. Ihr Video stellt dann eine Visualisierung des Handlungsleitfadens dar.

Inhalte

Welche Situationen möchten wir in unseren Videos darstellen?

In welchen alltäglichen Situationen kommt es bei uns in der Einrichtung zu Gewalt? In welchen Situationen gibt es ein potenzielles Gewaltrisiko, z. B. Situationen, in denen

- Mitarbeitende häufig gestresst sind/unter Zeitdruck arbeiten müssen
- Mitarbeitende überfordert sind
- Bewohner*innen überfordert sind
- Bedürfnisse und Wünsche von Bewohner*innen übergangen werden

Wie möchten wir die ausgewählte Situation szenisch darstellen (Drehbuch)?

- Welche Personen sind an der Situation beteiligt?
- Wo genau spielt sich die Situation ab (z. B. Zimmer von Bewohnenden, Speisesaal etc.)?
- Versuchen Sie sich in die Lage der in der Situation dargestellten Personen hineinzuversetzen. Wie würde sich die Situation am besten und wie am schlimmsten anfühlen?

Umsetzung

Was brauchen wir für den Video-Dreh, z. B.

- Welche Personen aus dem PEKo-Team möchten eine der im Drehbuch beschriebenen Rollen im Video verkörpern? Gibt es im PEKo-Team oder unter den anderen Kolleg*innen Hobbyschauspieler*innen oder Interessierte?
- Welche Requisiten werden benötigt?
- Welche Drehorte können wir nutzen (z. B. leere Bewohner*innenzimmer) oder zu welchen Uhrzeiten sind die benötigten Räumlichkeiten frei?
- Womit möchten wir die Videos drehen? Ist besondere Ausrüstung notwendig oder reicht vielleicht ein Smartphone?

Worauf sollten wir am »Drehtag« achten, z. B.

- Haben wir jede Situation aus mehreren Blickwinkeln und ggf. mehrfach gedreht?
- Haben wir darauf geachtet, dass nicht zufällig Bewohner*innen (oder andere Personen) durch das Bild laufen? Muss deswegen eine Szene neu gedreht werden oder kann dieser Moment später herausgeschnitten werden?
- Sind andere persönliche Daten sichtbar (Schilder mit Namen, Fotos, Logos), die abgedeckt werden müssen?

Tab. 13: Leitfragen »Schulungsvideo« (eigene Zusammenstellung) – Fortsetzung

Leitfragen Schulungsvideo	Platz für Notizen
Wer kann die Videos nachbearbeiten/schneiden? Wird dafür ein spezielles Programm benötigt?	
Implementierung	
Wann, wie und wem möchten wir die Videos zeigen?	
• im Rahmen der Einarbeitung • auf Gewaltpräventionsschulungen	
Tipp	
Es ist häufig einfacher, zuerst eine überspitzte negative Variante für das Drehbuch zu entwickeln. Darauf aufbauend kann eine Positiv-Variante erstellt werden, indem die zuvor absichtlich eingefügten »Fehler« durch positive Alternativen ersetzt werden.	

Beispiele aus PEKo-Einrichtungen

Beispiel Drehbuch

- *Szenario:* »Betreten des Zimmers zur Grundpflege am Morgen«
- *Ort:* Bewohner*innenzimmer (mit Vorhängen) mit Badezimmer
- *Rollen:* Bewohner*in + eine Pflegeperson
- *Requisiten:* Pflegebett, Nachtschrank, Waschschüssel, Waschlappen, Handtücher

Beispiel Drehbuch »Negativ«

- Die Tür wird seitens Pflegeperson (PP) aufgerissen, ohne anzuklopfen.
- Sofort danach macht die PP das Deckenlicht an.
- Danach werden die Vorhänge sowie das Fenster aufgerissen mit der Aussage: »Boah, hier stinkt es aber!«
- Die PP zieht dem*der Bewohner*in ohne Kommentar die Decke weg.
- Danach zieht die PP dem*der Bewohner*in die Klamotten sehr schnell und ruppig aus, ohne das Kopfteil hochzustellen.
- Erst danach geht die PP ins Badezimmer, während der*die Bewohner*in leicht bekleidet und ohne Bettdecke im Bett liegt.
- Das Waschwasser wird zu kalt/zu warm gewählt.
- Danach wird umgehend damit angefangen, den*die Bewohner*in zu waschen, ohne ihn*sie einzubeziehen (nur andeuten/Gesicht waschen).

Beispiel Drehbuch »Positiv«

- Vor dem Betreten des Zimmers atmet die PP kurz ein und aus und beginnt zu lächeln.

- Danach klopft die PP leise an und wartet auf die Reaktion des*der Bewohners*in.
- Die PP macht leise die Tür auf, betritt langsam das Zimmer und tritt mit einigem Abstand ans Bett heran, um leise »Guten Morgen« zu sagen.
- Nach dem »Guten Morgen« des*der Bewohners*in tritt die PP näher ans Bett heran, stellt sich mit Namen vor, sie nennt den Tag und die Uhrzeit.
- PP: »Ich hoffe, Sie haben gut geschlafen. Ich komme zur morgendlichen Grundpflege zu Ihnen, um Sie beim Waschen zu unterstützen. Ist das für Sie in Ordnung oder soll ich später nochmal kommen?«; Bewohner*in: »Nein, das passt. Vielen Dank.«
- PP: »Ich gehe schon mal ins Bad, Ihr Wasser zum Waschen holen. Wie warm hätten Sie es denn gerne?«
- Danach geht die PP ins Bad und holt das Wasser entsprechend der gewünschten Wassertemperatur des*der Bewohners*in.
- Nach der Rückkehr ans Bett mit der Waschschüssel bietet die PP dem*der Bewohner*in noch Wasser zum Trinken an, stellt das Kopfteil hoch, deckt ihn*sie danach zur Hälfte auf.
- Danach lässt die PP den*die Bewohner*in die Wasserwärme testen und motiviert den*die Bewohner*in, sich selbstständig das Gesicht zu waschen.

6.5 Nachhaltigkeit und Qualitätssicherung

6.5.1 Meldewesen

Leitfragen Meldewesen	Platz für Notizen
Ziel und Zielgruppe	
Was möchten wir mit einem Dokumentationssystem/Meldewesen erreichen? Mögliche Ziele sind: - das Phänomen »Gewalt« messen und so erkennbar machen - über entstehende Statistiken zu Gewalt (potenzielle) Situationen ausfindig machen und Ursachen eliminieren - Vor- und Nachsorge koordinieren - mittels gezielter Dokumentation eine Handlungsgrundlage schaffen (z. B. vielfache Dokumentation von Gewaltvorfällen eines Bewohners*einer Bewohnerin → Wissen um zu Gewalt neigende*n Bewohner*in → gemeinsame Sammlung von Strategien für einen bewohner*innenspezifischen Handlungsleitfaden)	

Tab. 14: Leitfragen »Meldewesen« (eigene Zusammenstellung)

Tab. 14:
Leitfragen
»Meldewesen«
(eigene Zusammenstellung)
– Fortsetzung

Leitfragen Meldewesen	Platz für Notizen

Wen möchten wir mit der Intervention erreichen, z. B.

- Mitarbeiter*innen
- Angehörige, Bewohner*innen

Form

Welche Form wählen wir für unser Meldewesen, z. B.

- analog/papiergestützt:
  - + kann als Auslage für die Zielgruppen präsenter sein und so die Nutzung wahrscheinlicher machen
  - – muss für eine Statistik in ein geeignetes Programm übertragen werden
- digital (Intranet, Pflegedokumentationssysteme):
  - + kann leichter in Auswertungen einfließen
  - – schwieriger zu erstellen, ggf. Miteinbindung von Kolleg*innen aus der IT notwendig
- kurz:
  - + höhere Wahrscheinlichkeit, (komplett) ausgefüllt zu werden
  - + weiterführende Klärungen im direkten Gespräch
  - – weniger gut für Statistiken geeignet
- ausführlich:
  - + mehr Informationen über den Vorfall
  - + Einsatz von Einschätzungen möglich
  - – höherer Zeitaufwand (beim Ausfüllen)

Inhalte

Welche Angaben im Meldewesen benötigen wir, um unser Ziel zu erreichen und was bezwecken wir mit dieser Information?

Personen:

- Welche Informationen brauchen wir über die Gewalt:
  - *meldende* Person?
  - *ausübenden* Person?
  - *erlebende* Person?

Achtung: Die Möglichkeit der anonymen Meldung kann die Nutzung eines Meldewesens stark verbessern. Ein bewusstes Anzeigen (»verpetzen«) ist nicht Sinn der Sache. Ziel des Meldewesens ist es, Verbesserungen in der Versorgungs- und Arbeitssituation zu erwirken und nicht der arbeitsrechtlichen Konsequenz. Deshalb ist hier ist eine starke Abwägung zwischen der Nutzung der Informationen und dem tatsächlichen Nutzen vonnöten!

Vorfall:

- Welche Angaben brauchen wir, um ein Verständnis darüber zu bekommen, was passiert ist?
  - Gewaltform
  - Rahmenbedingung (Datum, Uhrzeit, Ort)

Leitfragen Meldewesen	Platz für Notizen

- mögliche Ursachen (bestimmte Pflegesituation, Personenkonstellationen.)
- Folgen/Auswirkung für beteiligte Personen

Achtung: Eine Einschätzung von Folgen kann Betroffenen erst einmal schwerfallen und viele Menschen neigen dazu, nicht »jammern« zu wollen. So kann eine Einschätzung wie »keine Verletzungen« zu einer Bagatellisierung eines Vorfalles führen. Unsichtbare Folgen sind nicht zu unterschätzen!

Umsetzung

- Welche Strukturen und Abläufe müssen wir schaffen, damit das Meldewesen jederzeit genutzt werden kann?
- Wo werden Papier-Bögen ausgelegt?
- Wer ist für die Sammlung der Bögen zuständig und wer für die Auswertung?
- Werden die Bögen archiviert (und wo)?
- Wer reagiert auf eine Meldung, wie und wann?

Implementierung

Wie können wir Mitarbeiter*innen und andere Zielgruppen auf das neue Meldesystem aufmerksam machen?

Wie können wir einen Anreiz schaffen, einen weiteren »bürokratischen Aufwand« anzunehmen?

Tipp

Es kann hilfreich sein, wenn die Meldungen nicht direkt an eine*n direkte*n Vorgesetze*n gehen, sondern z. B. an Vertrauenspersonen. Dadurch wird der Charakter des »Verpetzens« vermieden.

Tab. 14: Leitfragen »Meldewesen« (eigene Zusammenstellung) – Fortsetzung

---

Beispiel Meldewesen – Gewalterfassung PEKo Teil 1

Datum des Vorfalls: _____   Einrichtung: _____
Zeit des Vorfalls: _____   Ort: Bewohner*innenzimmer: ☐
Dauer des Vorfalls: _____   Aufenthaltsbereich: ☐
                                      Außenbereich: ☐
                                      anderer Ort: _____

Gewalt ausübende Person: **Gewalt erlebende Person:**
männlich: ☐   weiblich: ☐   männlich: ☐   weiblich: ☐
Besucher*in: ☐   Besucher*in: ☐
Bewohner*in: ☐   Bewohner*in: ☐
Mitarbeiter*in: ☐   Mitarbeiter*in: ☐
situativ orientiert: ja ☐ nein ☐   situativ orientiert: ja ☐ nein ☐

6 Arbeitshilfen

Betreuungssituation des Vorfalls: pflegerische Situation: ☐
betreuende Situation: ☐
sonstige Situation: _____

Ich war am Vorfall beteiligt. ☐
Ich habe den Vorfall beobachtet. ☐

Tab. 15: Beispiel Meldewesen – Gewalterfassung PEKo Teil 2 (eigene Zusammenstellung)

Auslöser	Form der Gewalt	Folgen für die Gewalt erlebende Person	Sofortmaßnahmen, um die Gewalt zu stoppen
☐ keine nachvollziehbaren Auslöser	☐ verbale Gewalt	☐ keine erkennbaren	☐ keine
☐ Provokation	☐ körperliche Gewalt	☐ Sachbeschädigung	☐ Gespräche
☐ Wünsche wurden verwehrt	☐ Verwendung von Gegenständen zur Gewaltausübung	☐ Personenschaden, seelisch	☐ Entzug aus der Situation Gewalt ausübende Person ☐ Gewalt erlebende Person ☐
☐ Aufforderungen zur Mitarbeit	☐ Zwang	☐ Personenschaden, körperlich	☐ personelle Unterstützung
☐ andere: _____	☐ sexueller Übergriff		☐ andere: _____
			Sofortmaßnahme wirksam: ☐ ja ☐ nein

6.5.2 Vertrauenspersonen/-teams

Tab. 16: Leitfragen »Vertrauenspersonen/-teams« (eigene Zusammenstellung)

Leitfragen Vertrauenspersonen/-teams	Platz für Notizen
Ziel und Zielgruppe	
Was möchten wir mit der Intervention erreichen? Mögliche Ziele sind: • vertrauensvolle Ansprechpartner*innen in der Einrichtung für das Thema Gewalt in der Pflege zu installieren • Enttabuisierung des Themas Gewalt in der Pflege • niedrigschwellige Entlastung durch Gespräche über (potenzielle) Gewaltvorfälle	

6.5 Nachhaltigkeit und Qualitätssicherung

Leitfragen Vertrauenspersonen/-teams	Platz für Notizen

- Verbesserung der Versorgungs- und Arbeitsqualität durch Fallgespräche

Wen möchten wir mit der Intervention erreichen, z. B.

- Mitarbeiter*innen der Einrichtung
- Bewohner*innen der Einrichtung
- Angehörige

Inhalte und Umsetzung

Welche Aufgaben sollen die Vertrauenspersonen übernehmen? Mögliche Aufgaben sind:

- Erkennen von Risikofaktoren sowie Entgegennahme von Verbesserungsvorschlägen seitens der Mitarbeiter*innen, Bewohner*innen und Angehörigen
- Unterstützung der Betroffenen/Beteiligten beim Erkennen, Ansprechen und Dokumentieren von kritischen Situationen und Gewaltereignissen
- Zuhören (Möglichkeit bieten, Gehör zu finden)
- Sensibilisieren (direkt/individuell, im Vertrauensteam und schließlich im Gesamtteam)
- Aufklärung und Bearbeitung von Gewaltvorfällen sowie Einleitung von Nachsorgetätigkeiten, z. B. Hilfsangebote vermitteln
- Statistik aus Meldebögen aufbereiten
- Schulungen auf den Weg bringen
- Informationsfluss fördern
- Fallgespräche zur systematischen Reflexion und Lösungsfindung bei Problemen und Gewaltgeschehnissen anbahnen

Wer ist für die Funktion der Vertrauensperson geeignet? Hilfreiche Kompetenzen können sein:

- hohes Verantwortungsbewusstsein und Zuverlässigkeit/Verbindlichkeit
- Empathie und Fähigkeit zur Verschwiegenheit
- kommunikative Kompetenzen, Teamfähigkeit sowie Akzeptanz im Team
- Achtsamkeit, Aufmerksamkeit sowie eine gute Beobachtungsgabe
- fachliche Kompetenz sowie gute Kenntnis über Strukturen und Abläufe der Einrichtung

Wie finden wir unsere Vertrauenspersonen?

- freiwillige Meldung
- auf Vorschlag/durch Wahl aus allen Mitarbeitenden

Welche Strukturen müssen wir schaffen, damit unsere Vertrauenspersonen sinnvoll »arbeiten« können?

- Schaffung von Zeitressourcen, neben der eigentlichen Tätigkeit in der Einrichtung

Tab. 16: Leitfragen »Vertrauenspersonen/-teams« (eigene Zusammenstellung) – Fortsetzung

Tab. 16:
Leitfragen
»Vertrauens-
personen/-teams«
(eigene Zusammen-
stellung)
– Fortsetzung

Leitfragen Vertrauenspersonen/-teams	Platz für Notizen
• feste Sprechstunden oder bestimme Wege der Erreichbarkeit • Fortbildung, um Vertrauenspersonen auf ihre Aufgabe vorzubereiten	
Hinweis: Die Vertrauenspersonen müssen keine Expert*innen im Themengebiet sein, sondern fungieren als vertrauensvolle Ansprechinstanz für alle Beteiligten in der Einrichtung. Sie sollten vor allem ein »offenes Ohr« für die Anliegen der Betroffenen haben. Schulungen im Bereich der Kommunikation können für die Ausübung hilfreich erhalten.	
Implementierung	
Wie machen wir die Vertrauensperson in unserer Einrichtung bekannt? • Informationsveranstaltung • mittels Plakat/Flyer/Broschüre? **Wie evaluieren wir die Arbeit unserer Vertrauenspersonen?** **Wollen wir den Auswahlprozess (und regelmäßige Neuwahlen) festlegen?**	
Tipp	
Es empfiehlt sich, die Aufgabe auf mehrere »Schultern zu verteilen« und somit verschiedene Vertrauenspersonen bzw. ein Vertrauensteam zu installieren. Sich dieser Aufgabe anzunehmen, erfordert vor allem Interesse am Thema, notwendige Veränderungsprozesse anstoßen zu wollen und basiert auf Freiwilligkeit (niemand sollte hierfür verpflichtend benannt werden!).	

6.5.3 Gewaltpräventionskonzept

Tab. 17:
Leitfragen
»Gewaltpräventi-
onskonzept«
(eigene Zusammen-
stellung)

Leitfragen Gewaltpräventionskonzept	Platz für Notizen
Ziel und Zielgruppe	
Was möchten wir mit der Intervention erreichen? Mögliche Ziele sind: • Aufmerksamkeit auf das Thema Gewalt in der Pflege/im Gesundheitswesen lenken • Handlungssicherheit im Umgang mit Konfliktsituationen und Gewaltereignissen vermitteln • Sicherstellung der Pflege-/Versorgungsqualität • Zuständigkeiten abbilden • Sicherstellung der Projektnachhaltigkeit	

6.5 Nachhaltigkeit und Qualitätssicherung

Leitfragen Gewaltpräventionskonzept	Platz für Notizen

Wen möchten wir mit der Intervention erreichen, z. B.

- Mitarbeiter*innen
- Bewohner*innen und Angehörige

Inhalte und Umsetzung

Welche Inhalte möchten wir weitergeben und wie können wir diese darstellen?

- Verankerung weiterer im Projekt entwickelter Interventionen, wie Gewaltdefinition, Handlungsleitfaden etc.
- Nutzung von bereits vorhandenen Konzepten als Designvorlage

Wer hat bereits Erfahrung in der Entwicklung von Konzepten und kann unterstützen?

Im Anschluss finden Sie einen Vorschlag für mögliche Gliederungspunkte, die Sie als Anhaltspunkte bei der Entwicklung Ihres einrichtungsspezifischen Gewaltpräventionskonzeptes nutzen können. Überprüfen Sie bitte stets, ob die Inhalte wirklich auf Ihre Einrichtung zugeschnitten sind.

Implementierung

Wie können wir das Gewaltpräventionskonzept in unserer Einrichtung bekannt machen?

- Informationsveranstaltung
- Einarbeitungskonzept
- verpflichtende Kenntnisnahme (Unterschrift aller Mitarbeitender)

Wo wird das Gewaltpräventionskonzept offiziell hinterlegt?

- digital (z. B. Intranet, öffentliche Homepage)
- Papierform

Wann und wie wird das Gewaltpräventionskonzept evaluiert und überarbeitet?

Tipp

Das Gewaltpräventionskonzept kann zusätzlich auch mit entsprechenden Grafiken (bspw. zu Gewaltformen etc.) oder passenden Bildern gestaltet werden. Dies führt einerseits dazu, dass verschiedene Lerntypen angesprochen werden, und andererseits fördert es eine niedrigschwellige Nutzung im Sinne der Lesbarkeit.

Tab. 17: Leitfragen »Gewaltpräventionskonzept« (eigene Zusammenstellung) – Fortsetzung

Tab. 18: Beispiel Gliederung (eigene Zusammenstellung)

Übergeordnete Kategorien	Untergeordnete Kategorien	Mögliche Inhalte
Einrichtung	PEKo-Team und PEKo-Beauftragte	Nennung des Trägers/der Einrichtung/des Wohnbereichs etc. sowie des PEKo-Teams + PEKo-Beauftrage
Leitbild und Ziel des Konzeptes		Einleitung, Leitbild und Zielformulierung des vorliegenden Konzeptes
Zielgruppen	Mitarbeiter*innen, Bewohner*innen, ggf. Angehörige	Benennung der Zielgruppen in Übereinstimmung mit zielgruppenspezifischen Handlungsleitfäden
Hintergrund	im Projekt erarbeitete Gewaltdefinition	• Hintergrundinformationen, was mit »Gewalt in der Pflege« gemeint ist; ggf. auch mit Zahlen unterfüttert • gemeinsam im Projekt erarbeitete Gewaltdefinition
	Formen und Dimensionen von Gewalt	• Welche Formen von Gewalt gibt es? • Welche Dimensionen werden betrachtet? Wer erlebt Gewalt, wer übt Gewalt aus?
	Folgen von Gewalt	Darstellung möglicher Folgen von Gewalt
Handlungsleitfaden	Prävention	Was mache ich, die Kolleg*innen bzw. die Einrichtung, *um Gewalt vorzubeugen* (bezogen auf die Dimensionen Mitarbeitende, Bewohnende und strukturelle Einrichtungsebene)?

	Akutfall	Was mache ich, die Kolleg*innen bzw. die Einrichtung im *Akutfall* (bezogen auf die Dimensionen Mitarbeitende, Bewohnende und strukturelle Einrichtungsebene)?
		
		• Bsp.: Mitarbeiterebene
		  – Was mache ich, wenn ich von Gewalt betroffen bin?
		  – Was mache ich, wenn ich Gewalt ausübe?
		  – Was mache ich, wenn mir von Gewalt berichtet wird?
		• PEKo-Beauftragte*r und Leitungsebene:
		  – Wie ist die Verfahrensweise, wenn Gewaltvorfälle berichtet werden?

	Nachsorge	Was mache ich, die Kolleg*innen bzw. die Einrichtung zur Nachsorge? Wie können Betroffene aufgefangen werden? Wie kann die Nachsorge in präventive Strukturen umgewandelt werden (bezogen auf die Dimensionen Mitarbeitende, Bewohnende und strukturelle Einrichtungsebene)?

6.5 Nachhaltigkeit und Qualitätssicherung

Übergeordnete Kategorien	Untergeordnete Kategorien	Mögliche Inhalte
Weitere Maßnahmen zur Gewaltprävention		• Rahmen und Regelmäßigkeit der PEKo-Teamtreffen • Welche *weiteren Interventionen* sind (wurden) im Projekt geplant und wie werden (wurden) diese zeitlich umgesetzt (z. B. Fallbesprechungen, regelmäßige Schulungen, Plakate etc.)? • Hier auch Benennung der Aufgaben des PEKo-Teams, sowie des/der PEKo-Beauftragten
Erfassung von Gewaltereignissen		Wie werden Gewaltereignisse einrichtungsintern erfasst und wie werden diese ausgewertet (inhaltlich, in Bezug auf Arbeitssicherheit, QM-Ebene)? Ergeben sich daraus Konsequenzen?
Qualitätssicherung/ Sicherung der Nachhaltigkeit	Verstetigung in den Einrichtungsstrukturen	• Wie/In welcher Form ist das Konzept ins QM eingebettet? • Welche Maßnahmen werden ergriffen, um das Gewaltpräventionskonzept zu verstetigen? • Wie wird das Thema in der Einarbeitung verortet?
Evaluation		Wie kann der Erfolg des Konzeptes einrichtungsintern gemessen werden (wer, wann/bis wann)?
Sonstiges		

Tab. 18:
Beispiel Gliederung (eigene Zusammenstellung)
– Fortsetzung

7 Ausblick

Nach der Lektüre der vorangegangenen »Hintergrund- und Arbeitskapitel« darf ein abschließender Ausblick natürlich nicht fehlen. Das Ihnen vorliegende Buch behandelt den Themenkomplex Gewalt in der Pflege, vorrangig ausgerichtet auf das Setting der stationären Altenpflege. Auch wenn dieser Bereich in der deutschen Pflegelandschaft sicherlich einige Besonderheiten aufweist, die zu einem erhöhten Gewaltpotential führen können – zu nennen sind hierbei die Fachpersonenquote, die hohe Fluktuation sowie eine sich in den letzten Jahren stark veränderte Bewohner*innenstruktur hin zu vermehrt kognitiv stark eingeschränkten Menschen mit Pflegebedarf – und er auch medial oftmals im Kontext von Gewaltvorkommen herangezogen wird, so ist dieser Bereich nicht der einzige Bereich, in dem es zu Gewalt kommt.

Prinzipiell gilt es festzuhalten, dass es in allen Bereichen, in denen die soziale Interaktion im Mittelpunkt der beruflichen Tätigkeit steht, zu Gewalt kommen kann. Insbesondere betrifft dies jene Bereiche, in denen es infolge unterschiedlicher Abhängigkeitskonstellationen zu Machtmissbrauch kommen kann. Dies betrifft somit auch Berufe im Erziehungs- sowie Bildungswesen, in der sozialen Arbeit sowie beispielsweise auch kirchliche Berufe. Die Pflege ist demnach nicht der einzige Berufsstand, der mit diesem Phänomen konfrontiert ist. Wenn man sich die jeweiligen Settings anschaut, betrifft dies natürlich ebenso die Berufsgruppen der Therapeut*innen, Servicepersonal sowie Ärzt*innen. Mit dem Fokus auf das Pflegewesen lässt sich schlussfolgern, dass es auch dort in allen Bereichen und Settings zu Gewaltvorfällen kommen kann und, wie verschiedene Studien zeigen, auch kommt (Schablon et al., 2018).

Neben Werkstätten oder Wohneinrichtungen für Menschen mit Behinderung sind auch die Bereiche der psychiatrischen Pflege zu nennen. Allerdings gibt es in diesen Fachressorts meist bereits entsprechende Schutz- und/oder Gewaltpräventionskonzepte. Diese lassen sich jedoch aufgrund der unterschiedlichen Bedarfe und auch Bedürfnisse der von und in den jeweiligen Settings partizipierenden Menschen nicht ohne weiteres auf andere Bereiche adaptieren. Neben den unterschiedlichen Menschen mit Pflegebedarf spielen hierbei auch unterschiedliche Settingspezifika eine Rolle, beispielsweise, wie bereits aufgeführt, unterschiedliche Fachpersonenquoten in den jeweiligen Bereichen, aber auch weitere Rahmenbedingungen, wie gesetzliche Vorgaben und/oder räumlich-bauliche Unterschiede. Zu nennen sind hierbei u. a. entsprechende Fort- und Weiterbildungsvorgaben der jeweiligen Länder. So kommt z. B. der Bereich der Gewaltprävention oder Deeskalation in den Fortbildungskatalogen der Bereiche Krankenhaus, ambulante Pflege, Kinderkrankenpflege oder Altenpflege kaum vor, während diese im Setting der psychiatrischen Pflege unumgänglich sind. Somit sind bereits weitere Bereiche der Pflege benannt, in denen es zu Gewalt kommen kann. Auf diese wird im nachfolgenden Projektausblick noch vertiefender eingegangen.

Auch wenn hierzu entsprechende Studien fehlen, wäre es fahrlässig anzunehmen, dass es im Bereich der Tages- und/oder Nachtpflegen, aber auch in der hospizlichen Pflege, egal ob ambulant oder stationär, nicht auch zu Gewalt kommen kann und kommt. Gerade in den teilstationären Angeboten, zu denen die Tages- und Nachtpflegeangebote zählen, werden ähnlich gesundheitlich betroffene Menschen wie in der stationären Langzeit-/Altenpflege versorgt und dies zum Teil auch mit teils kritisch anzusehenden Fachpersonenquoten. Von daher liegt es auf der Hand, dass es auch dort zu Gewaltpotentialen kommt. Ebenso im Setting der palliativen Pflege/Versorgung, obwohl dort zumeist eine bessere Personal-/Patient*innen-Quote als in anderen Bereichen besteht und somit quantitativ mehr Personal eingesetzt werden kann, aber auch qualitativ durch eine entsprechend höhere Fachpersonenquote. Der Fokus im palliativen Bereich liegt auf einer zu schaffenden Lebensqualität in einer meist begrenzten finalen Lebensphase, also im existenziellen Bereich des Lebens. Allein dies lässt mutmaßen, dass es zu inter- und intrapersonellen Konflikten und somit auch zu Gewaltpotentialen kommen kann. Insbesondere auch durch die Integration der Angehörigen, die durch die Situation zusätzlich belastet sind. Jedoch, auch wenn es augenscheinlich Gründe gibt, ob und dass es zu Gewaltpotentialen in diesem Bereich kommen kann, liegen keine bekannten Daten vor bzw. sind keine entsprechenden Projekte bekannt.

Die Liste der Pflegesettings, in denen es zu Gewalt kommen kann, lässt sich mit Sicherheit noch weiter fortführen, nicht nur die Bereiche mit einem hohen sozialen Interaktionsanteil mit Menschen mit Pflegebedarf fokussierend, sondern sicherlich auch die Ressorts Pflegebildung, -beratung und auch -forschung betrachtend. Es zeigt sich somit, wie eingangs bereits aufgeführt, dass es in annähernd allen Bereichen, in denen Menschen in gewisser Abhängigkeit miteinander interagieren, zu Gewalt kommen kann und, wie verschiedene Studien zeigen, auch kommt.

Bevor die abschließende Frage nach der Übertragbarkeit der Empfehlungen auf andere Bereiche aufgegriffen wird, möchten wir Ihnen auch noch einen kurzen Ausblick zu den Projektaktivitäten geben. Im Gewaltpräventionsprojekt PEKo wurde sich vorrangig auf die Bereiche Altenpflege, Krankenhaus und ambulante Pflege fokussiert. Das Projekt begann mit einer ersten Projektkonzeption an der Universität zu Lübeck in Kooperation mit der Techniker Krankenkasse und zwei stationären Altenpflegeeinrichtungen der Julius Tönebön Stiftung in Hameln. Hier wurde das Konzept eingeführt und die neu entwickelte Intervention pilotiert. Die Motivation der Einrichtungen ergab sich vor allem aus einem Qualitätsanspruch heraus. Die Förderung des Projektes erfolgte im Rahmen des Präventionsgesetzes. Recht schnell erweiterte sich das Projekt im Setting der stationären Altenpflege. Neben der Universität zu Lübeck kamen die Studienzentren der Hochschule

Fulda sowie der Martin-Luther-Universität Halle-Wittenberg hinzu. Bundesweit haben seither mehr als 50 Einrichtungen teilgenommen. Durch den Wechsel des Studienleiters kam 2020 mit der Universität zu Köln ein weiteres Studienzentrum hinzu.

Aufgrund der guten Erfahrungen des Projektes, insbesondere anhand der Rückmeldungen aus den Einrichtungen sowie der rückläufigen Tendenzen im Gewaltvorkommen, die mittels Fragebogen erhoben wurden, wurde das Projekt anschließend auf die Settings Krankenhaus und ambulante Pflege erweitert. Diese Projektphase läuft derzeit noch. Im Krankenhausbereich wurden aufgrund unterschiedlicher Bedarfe und Bedürfnisse der Zielgruppen die Notaufnahme, Psychiatrie, Pädiatrie, Intensivstation, IMC, Funktionsbereiche und Ambulanzen bewusst vorerst außen vor gelassen. Die Projektmethodik gleicht jener im Ursprungsprojekt im Bereich der stationären Altenpflege. Hierbei finden regelmäßige Arbeitstreffen unter Begleitung der jeweiligen Mitarbeiter*innen der Studienzentren statt, in denen das sogenannte PEKo-Team gewaltpräventive Interventionen plant, entwickelt und implementiert.

Im ambulanten Bereich kommt es zu einer leicht veränderten Methodik. Hierbei erfolgt zu Beginn eine dreimonatige Entwicklungsphase, in der mit verschiedenen Akteurinnen und Akteuren der ambulanten Versorgung (ambulante Pflegedienste, Beratungsstellen, Selbsthilfe/Ehrenamt) zunächst Maßnahmen zur Vermeidung von und im Umgang mit Gewalt entwickelt wurden. Die gewonnenen Ergebnisse werden in einem Gewaltpräventionskonzept in Form einer Handreichung gebündelt. Die daran anschließende zwölfmonatige Umsetzungsphase dient dazu, dieses Konzept in ambulanten Pflegediensten gemeinsam mit den Beschäftigten individuell an deren Bedürfnisse anzupassen und umzusetzen. Dies erfolgt wiederum in der bekannten PEKo-Methodik mittels regelmäßiger Arbeitstreffen in partizipativer Ausrichtung.

Auch im Setting der stationären Altenpflege kam es zu Erweiterungen. Anhand der Erkenntnisse der ersten Projektphase wurde das PEKo-Modulhandbuch entwickelt, welches u. a. auch als eine Grundlage des Ihnen vorliegenden Praxishandbuchs dient. Mittels des Handbuchs planen, entwickeln und implementieren die teilnehmenden Einrichtungen entsprechende gewaltpräventive Maßnahmen. Dies erfolgt in eigenständiger Projektarbeit. Die Einrichtungen erhielten lediglich zu Projektbeginn eine Schulung in der Handhabung des Modulhandbuchs, haben allerdings die Möglichkeit, die jeweiligen Studienzentren bei Fragen und Unterstützungsbedarfen zu kontaktieren.

Neben der aktiven Projektdurchführung steht die wissenschaftliche Evaluation der jeweiligen Projektparts im Fokus der weiteren Projektaktivitäten. Hierbei erfolgt eine Betrachtung der Gewaltvorkommen mittels quantitativer Daten sowie eine begleitende Prozessevaluation mittels quantitativer und qualitativer Daten. Neben förderlichen und hinderlichen Faktoren für eine Projektumsetzung geht es vor allem um die Wirksamkeit des Projektes, wobei der Hauptergebnisparameter die Gewalthäufigkeiten sind, die mittels Fragebogen erhoben werden. Im Projektverlauf zeigte sich, dass der im Projekt genutzte und bereits mehrfach erprobte Fragebogen die Bedarfe der jeweiligen Settings nicht adäquat abdeckt, weshalb eine weitere Projektaktivität darin besteht, diesen anzupassen und zu erproben.

Neben den Ausblicken auf Ebene der weiter betroffenen pflegerischen Bereiche sowie des Projektes PEKo muss natürlich auch ein Ausblick im Sinne entsprechender Forderungen, gerichtet an Entscheidungs- und Verantwortungsträger*innen, erfolgen. Dass der Themenkomplex Gewalt in der Pflege ein unzureichend adressierter ist, zeigt sich anhand der Gewaltvorkommen in den jeweiligen Settings. Bei entsprechenden Initiativen muss es darum gehen, gewaltpräventive Maßnahmen im Sinne der Gesundheitsförderung für alle potentiell Beteiligten – Menschen mit Pflegebedarf, deren An- und Zugehörige sowie alle Mitarbeiter*innen der jeweiligen Bereiche und Settings – zu entwickeln und bestenfalls möglichst flächendeckend zu implementieren sowie wissenschaftlich zu evaluieren.

Neben zielgruppenspezifischer Adaptionen muss eines der Hauptziele die Enttabuisierung des Themas Gewalt in der Pflege sein. Anhand der Projekterfahrungen der Studienzentren und auch der Austausche mit den Mitarbeiter*innen der Einrichtungen ist dies möglich, sofern potentielle Situationen möglichst wertfrei und neutral beleuchtet und reflektiert werden. Gerne auch transparent, allerdings nicht mittels medialer Skandalisierung, wie sie leider oftmals erfolgt. Dies führt insbesondere dazu, dass der Bereich Pflege in ein weiteres schlechtes Licht gerückt wird und das Thema noch zunehmender tabuisiert wird. Zudem sind solche Vorfälle, wie sie oftmals medial aufbereitet werden, unseres Erachtens nach eher die Ausnahme, allerdings kommen sie natürlich vor und es kommt auch in »guten« Einrichtungen aufgrund der bereits mehrfach genannten Gründe zu Gewaltpotentialen. Daher gilt es, das Thema anzugehen, allerdings nicht mit pauschalisiertem erhobenem Zeigefinger – weder medial noch in politischen Bestrebungen.

Natürlich gelingt dies nicht, ohne »den Finger in die Wunde zu legen«, aber dazu gehört auch, die jahrzehntelang bereits seitens der Profession Pflege geforderten Themen anzugehen – eine deutlich spürbare Verbesserung der Rahmenbedingungen. Neben einer angemessenen Entlohnung geht es hierbei auch um ein Mehr an Pflege – quantitativ sowie qualitativ gesehen, sprich auch mit entsprechend erweiterten Kompetenzen ausgestattet und im System abgebildet.

Neben diesen Maßnahmen sollte das Thema Gewaltprävention auch als Pflicht im Bereich der Aus-, Weiter- und Fortbildung verortet werden und zur jährlichen Pflichtfortbildung in allen Bereichen der Pflege gemacht werden. Auch Konzepte wie die Installation von Pflegebeauftragten und/oder Ombudspersonen für Menschen mit Pflegebedarf, Angehörige sowie Pflegende in allen Regionen Deutschlands oder eine entsprechende Ansprechinstanz für solche Vorfälle wären weitere zielführende Maßnahmen, um Gewaltprävention auf die pflegealltägliche und politische Agenda zu setzen. Die Liste ließe sich mit Sicherheit noch weiter fortführen, allerdings gilt bei jeglichen Initiativen, dass es mit einem reinen Gesetzeswillen nicht getan ist. Beispielsweise lässt sich mit der politischen Forderung, Gewaltpräventionskonzepte zu haben und umzusetzen, keine Kultur verändern, sprich, dass diese Konzepte nicht nur im Aktenordner abgeheftet und zur jährlichen Prüfung vorgezeigt werden, sondern diese müssen auch in der jeweiligen Einrichtung gelebt werden. Ohne die Beteiligung der Profession kann dies nur unzureichend gelingen.

Abschließend drängt sich die berechtigte Frage auf, ob das Gewaltpräventionsprojekt PEKo sowie die darauf basierenden Empfehlungen des Ihnen vorliegenden Buches auf andere Bereiche der Pflege adaptierbar sind. Dies lässt sich sicherlich mit »Ja« beantworten, denn es geht im Projekt sowie im Buch darum, das Thema Gewalt in der Pflege zu enttabuisieren und entsprechende Handlungsalternativen im partizipativen Kontext zu erarbeiten. Dies gelingt natürlich auch in anderen Settings und lässt sich anhand der Empfehlungen mit entsprechenden Adaptionsleistungen gut auf weitere Bereiche der Pflege übertragen. Gehen Sie es an, es lohnt sich – für die Menschen im Beruf, für die Menschen mit Pflegebedarf, für deren An- und Zugehörige sowie für Sie selbst.

8 Interventionsverzeichnis

Für eine bessere Übersicht und schnellere Orientierung finden Sie im Folgenden eine Auflistung der Module zur praktischen Umsetzung aus dem Kapitel 5, sortiert nach Einführungszeitpunkt und nach Arbeitsaufwand. Damit ist es Ihnen möglich, schnell ein passendes Modul zu finden, dass zu Ihren Anforderungen passt. Wenn Sie beispielsweise eine Intervention umsetzen möchten, die wenig Aufwand mit sich bringt oder zu Projektbeginn geplant werden soll, finden Sie hier eine gute Übersicht. Dies ist nur als Empfehlung zu verstehen, Sie sind völlig frei in Ihrer Planung.

8.1 Verzeichnis nach Zeitpunkt der Einführung im Projektverlauf

Die dargestellten zeitlichen Angaben sind lediglich als Empfehlung zu verstehen und können je nach einrichtungsspezifischen Bedarfen und Bedürfnissen individuell angepasst werden.

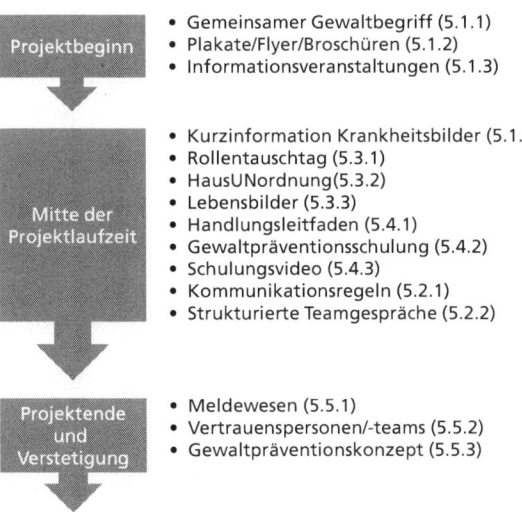

Abb. 23: Verzeichnis nach Zeitpunkt der Einführung im Projektverlauf (eigene Darstellung)

8.2 Verzeichnis nach Arbeitsaufwand

Die Grundlage der Einschätzung basiert auf einer Online-Befragung, bei welcher PEKo-Teammitglieder anhand von Kurzbeschreibungen und ihren Erfahrungen aus dem Projekt um eine Einschätzung der Interventionen gebeten wurden. Die Darstellung dient lediglich der groben Orientierung, der jeweilige Aufwand kann je nach Einrichtung davon abweichen.

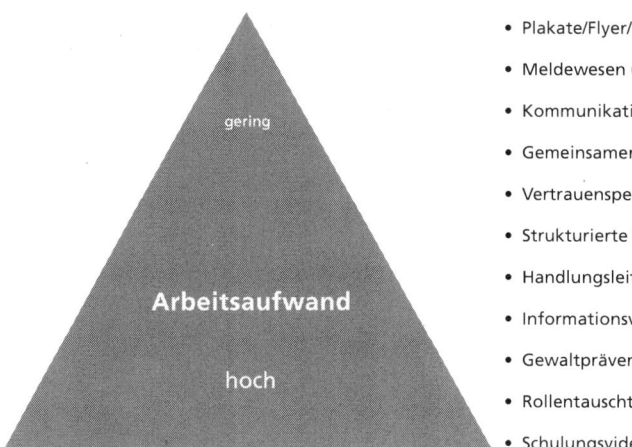

Abb. 24: Verzeichnis nach Arbeitsaufwand (eigene Darstellung)

- Plakate/Flyer/Broschüren (5.1.2)
- Meldewesen (5.5.1)
- Kommunikationsregeln (5.2.1)
- Gemeinsamer Gewaltbegriff (5.1.1)
- Vertrauenspersonen/-teams (5.5.2)
- Strukturierte Teamgespräche (5.2.2)
- Handlungsleitfaden (5.4.1)
- Informationsveranstaltung (5.1.3)
- Gewaltpräventionskonzept (5.5.3)
- Rollentauschtag (5.3.1)
- Schulungsvideo (5.4.3)

Keine Angabe des Aufwandes, da es sich um Sonderformen anderer Maßnahmen handelt oder die Intervention nicht aus der bisherigen Projekterfahrung abgeleitet wurde:

- Gewaltpräventionsschulung (5.4.2)
- HausUNordnung (5.3.2)
- Lebensbilder (5.3.3)
- Kurzinformation Krankheitsbilder (5.1.4)

9 Lösungen der Lernerfolgskontrollen

Lösungen zur Lernerfolgskontrolle von Kapitel 2 »Hintergrundinformationen zum Thema Gewalt« (▶ Kap. 2)

- *Welche Formen von Gewalt in der Pflege gibt es?*
  Gewalt in der Pflege wird entsprechend folgender Formen charakterisiert: körperliche Gewalt, psychische Gewalt, Vernachlässigung, finanzielle Ausnutzung und intime Übergriffe. Allerdings ist das, was als Gewalt empfunden wird, immer aus der Sicht der Gewalt erlebenden Person zu betrachten und wird individuell unterschiedlich erlebt und wahrgenommen.
- *Welche Ursachen kann Gewalt (in der Pflege) haben?*
  Mögliche Ursachen für Gewalt (in der Pflege) sind auf Ebene der Menschen mit Pflege- und/oder Hilfebedarf: kognitive Einschränkungen, soziale Isolation sowie erhöhter Unterstützungsbedarf in Alltagsaktivitäten. Auf Ebene des Personals sind dies die persönliche Einstellung zum professionellen Verständnis der Arbeit, mangelnde Identifikation mit dem Beruf, Wertevorstellungen und der Umgang mit Stress, unzureichende Bewältigungsstrategien, schlechte Vorerfahrungen und unzureichende fachliche Qualifikation. Auf Einrichtungsebene können starre Strukturen, negative Leitungs- und Teamkulturen sowie das Ausmaß zur Möglichkeit der Beteiligung, Teilhabe und Kritik aller in der Institution lebenden und beschäftigten Menschen Ursachen von Gewalt sein. Überall dort, wo Menschen mit unterschiedlichen Machtbefugnissen über einen längeren Zeitraum miteinander in Beziehung treten und in einem Abhängigkeitsverhältnis zueinander stehen, gibt es ein Potenzial für Gewalt.
- *Welches Ziel hat indizierte, selektive und universelle Prävention?*
  – indizierte Prävention: Betreuung von Personen, denen Gewalt widerfahren ist
  – selektive Prävention: riskante Situationen identifizieren und Lösungen suchen
  – universelle Prävention: die Einrichtung »gewaltarm« machen

Lösungen zur Lernerfolgskontrolle von Kapitel 3 »Projektarbeit« (▶ Kap. 3)

- *Wie sollte das Projektteam zusammengesetzt sein und welche Aufgaben hat es?*
  Das Projektteam sollte anhand der in der Einrichtung beschäftigten Berufsgruppen multiprofessionell zusammengesetzt sein und aus drei bis

maximal acht Mitarbeiter*innen bestehen. In regelmäßigen Projekt(arbeits)treffen erarbeitet das Projektteam einrichtungsspezifische gewaltpräventive Maßnahmen und bringt diese in die täglichen Abläufe der Einrichtung ein.
- *Welche förderlichen Faktoren für eine Projektumsetzung gibt es?*
Für den mit einem Gewaltpräventionsprojekt einhergehenden Kulturwandel bedarf es entsprechender geplanter Ressourcen in personeller und zeitlicher Hinsicht. Zudem ist die Veränderungsbereitschaft und die Reflexionsfähigkeit der Durchführenden wichtig, um das Thema nachhaltig und zielgerichtet adressieren zu können. Nur so kann ein langfristiger Kulturwandel erreicht werden, der die Gesunderhaltung und Zufriedenheit aller Beteiligten stärkt.
- *Welche hinderlichen Faktoren für eine Projektumsetzung gibt es?*
Aufgrund des Angehens eines Tabuthemas wird es im Projektverlauf auch zu Grenzerfahrungen im Sinne emotionaler Schwankungen im Projekt und auf individueller Ebene kommen. Auch wenn diese anfangs schwer auszuhalten sind, gilt es, diese zuzulassen und das Thema auch dadurch zu enttabuisieren. Dem Thema an sich sollte man aus einem Qualitätsanspruch heraus offen, transparent und lösungsorientiert begegnen – Problemlastigkeit und Schuldzuweisungen sollten möglichst vermieden werden. Der zeitgleiche Beginn anderer Projekte sollte unbedingt vermieden werden.

Lösungen zur Lernerfolgskontrolle von Kapitel 4 »Evaluation gewaltpräventiver Interventionen« (▶ Kap. 4)

- *Wie ermittle ich die Reichweite der Projektmaßnahmen im Team?*
Durch die Ermittlung der Reichweite der Projektmaßnahmen wird erfasst, ob und in welchem Ausmaß die Zielgruppen mit den eingeführten Interventionen erreicht wurden. Hierbei können folgende Fragen gestellt werden: Was hat sich durch das Gewaltpräventionsprojekt in unserer Einrichtung verändert? Welche Maßnahmen wurden in unserer Einrichtung durchgeführt? Dies kann mittels einer Abfrage der im Projekt erarbeiteten Interventionen erreicht werden, aber auch durch Freitextantworten, ohne die einzelnen Maßnahmen hierbei aufzuzählen.
- *Wie können die wahrgenommenen Veränderungen im Team untersucht werden?*
Zur Ermittlung der wahrgenommenen Veränderungen können Aussagen getroffen werden, die anschließend mittels verschiedener Ausprägungen (bspw. »trifft nicht zu«, »trifft eher nicht zu«, »trifft eher zu«, »trifft voll zu«) bewertet werden. Zu bewertende Aussagen können Folgende sein:
    – Ich kenne die Aufgaben des Projektteams.
    – Ich weiß, wen ich ansprechen kann, wenn ich Gewalt erlebt/ausgeübt/beobachtet habe.
    – Ich fühle mich sicherer im Umgang mit Gewaltsituationen als vor einem Jahr.
    – Das Projekt hat Auswirkungen auf meine tägliche Arbeit.

Lösungen zur Lernerfolgskontrolle von Kapitel 5 »Module zur praktischen Umsetzung« (▶ Kap. 5)

- *Welche Module zur praktischen Umsetzung gibt es?*
  Im vorliegenden Buch gibt es folgende Module, unter denen verschiedene gewaltpräventive Interventionen empfohlen werden: Sensibilisierung und Information, Kommunikation und Teamzusammenarbeit, Selbstreflexion und Person-zentrierte Pflege, Handlungssicherheit sowie Nachhaltigkeit und Qualitätssicherung.
- *Was soll die Intervention »Gemeinsamer Gewaltbegriff« bewirken und warum empfiehlt es sich, diese am Beginn der Projektarbeit einzuplanen?*
  Durch die Intervention »Gemeinsamer Gewaltbegriff« sollen sich die Mitarbeiter*innen im Hinblick auf ihre Handlungen im Themenkomplex »Gewalt in der Pflege« reflektieren. Dadurch soll ein möglichst umfassendes Verständnis von Gewalt erreicht werden und durch die Einbindung möglichst vieler Beteiligter der Einrichtung (Bewohner*innen, deren An- und Zugehörige, Beschäftigte) sollen alle entsprechend sensibilisiert werden. Der gemeinsam erarbeitete Gewaltbegriff ist als eine Art einrichtungsinterne Definition von Gewalt in der Pflege zu verstehen und dient als eine gemeinsame Arbeitsbasis, um hieraus passende und zielgerichtete gewaltpräventive Maßnahmen ableiten zu können.
- *Mit welcher Intervention können berufliche Kommunikations- und Handlungsmuster reflektiert werden?*
  Durch den sogenannten Rollentauschtag sollen Mitarbeiter*innen für gewaltbehaftete Routinen sensibilisiert und die Person-zentrierte Pflege gefördert werden. Er dient der Selbstreflexion der beruflichen Kommunikations- und Handlungsmuster, indem man sich in eine andere Rolle (bspw. die der zu pflegenden Person oder der Kolleg*innen) begibt und diese somit »am eigenen Leib« erlebt. Es empfiehlt sich, die Situationen negativ »überspitzt« darzustellen, diese anschließend gemeinsam zu reflektieren (ohne die Person an sich zu bewerten) und die Situation abschließend anhand der gemeinsamen Reflexionsergebnisse positiv durchzuspielen.
- *Wozu dient ein Handlungsleitfaden und welche Bereiche sollte dieser abbilden?*
  Ein Handlungsleitfaden ist eine (bestmöglich gemeinsam erarbeitete) strukturierte Liste von Handlungsschritten, an denen sich Mitarbeiter*innen vor, in und nach Konfliktsituationen orientieren können. Dieser soll den Mitarbeiter*innen mehr Sicherheit im Umgang mit Konfliktsituationen und Gewaltereignissen geben. Durch die Verankerung im Qualitätsmanagement der Einrichtung entsteht eine gewisse Verbindlichkeit sowie die Möglichkeit, die einzelnen Schritte nachzulesen und umzusetzen. Die Bewohner*innen profitieren von dem deeskalierenden und beständigeren Handeln der Mitarbeitenden. Dies vermittelt Sicherheit im Umgang mit den Bewohner*innen und stärkt die Qualität der Versorgung. Bei einem Handlungsleitfaden sollten die Bereiche *präventive Maßnahmen, Verhaltensschritte in Akutsituationen,*

Hinweise zur Dokumentation der Situation und *Nachbetreuung betroffener Personen* abgebildet werden.

- *Warum empfiehlt es sich, das Gewaltpräventionskonzept zum Ende des Projektes zu erstellen?*

In einem Gewaltpräventionskonzept können die Ergebnisse der in Ihrer Einrichtung entwickelten Interventionen festgehalten werden, um diese nachhaltig in der Einrichtung zu verankern. Beispielsweise können darin der gemeinsame Gewaltbegriff, regelmäßig wiederkehrende Schulungsformate, das Vorgehen bei Gewaltereignissen im Sinne eines im Konzept integrierten Handlungsleitfadens sowie die Meldung von Gewaltereignissen an sich festgehalten sein. Das Konzept bietet den Mitarbeiter*innen einen Rahmen und konkrete Grundlagen zur Ausgestaltung der Gewaltprävention, sensibilisiert diese und stärkt sie im Umgang mit und bei der Vorbeugung von Gewaltereignissen. Zudem dient das Konzept der nachhaltigen Qualitätssicherung und bietet standardisierte und überprüfbare Handlungsempfehlungen/-leitlinien im Umgang mit Gewalt.

Damit das Konzept als Gesamtbild der herbeizuführenden (bestenfalls herbeigeführten) Kulturveränderung in der Einrichtung dient, ist es sinnvoll, dieses als Zusammenfassung aller gewaltpräventiver Interventionen der Einrichtung zu verstehen. Dadurch lebt das Konzept. Wenn die Erstellung dieses an den Anfang des Projektes/Prozesses gestellt wird, bleibt es schwer greifbar und abstrakt. Zudem muss es danach »mit Leben gefüllt« werden, was vielen schwerfällt, die nicht tagtäglich mit Konzepten arbeiten. Einfacher, zielführender und nachhaltiger ist es, »das gelebte Leben« in ein Konzept zu überführen, denn dies bedeutet, dass Gewaltprävention alltäglich in die Kultur der Einrichtung übergegangen ist. Natürlich spricht nichts dagegen, bereits erstellte Konzepte zu überarbeiten und auf ihre Praxistauglichkeit hin zu überprüfen.

Literatur

Blättner, B. & Grewe, H.A. (2017). Gewalt in der Versorgung von Pflegebedürftigen. In: Jacobs, K., Kuhlmey, A., Greß, S., Klauber, J., Schwinger, A. (Hrsg.) Pflege-Report 2017 (S. 195–203). Stuttgart: Schattauer. Zugriff am 31.03.2022 unter: https://www.wido.de/fileadmin/Dateien/Dokumente/Publikationen_Produkte/Buchreihen/Pflegereport/2017/Kapitel%20mit%20Deckblatt/wido_pr2017_kap16.pdf

Bradford, L.S. (2009). Impact of an Elderspeak Educational Program on Nursing Home Resident Well-Being, Self-Concept, and Communication Satisfaction. Xavier University.

Brucker, U. & Kimmel, A. (2017). Gewaltfreie Pflege. Prävention von Gewalt gegen Ältere in der pflegerischen Langzeitversorgung. Essen: Medizinischer Dienst des Spitzenverbandes Bund der Krankenkassen e. V. (MDS). Zugriff am 31.03.2022 unter: http://www.milcea.eu/pdf/170818%20Kurzbericht%20Final_Versandversion_.pdf

Bundesministerium für Gesundheit (Hrsg.) (2019). Glossar. Prävention. Zugriff am 31.03.2022 unter: https://www.bundesgesundheitsministerium.de/service/begriffe-von-a-z/p/praevention.html

DGP (Hrsg.) (2012). Kollegiale Beratung in der Pflege. Ein praktischer Leitfaden zur Einführung und Implementierung. Zugriff am 20.04.2023 unter: https://dg-pflegewissenschaft.de/wp-content/uploads/2017/05/LeitfadenBIS1.pdf

Eggert, S., Schnapp, P., Sulmann, D. (2017). *ZQP-Analyse: Gewalt in der stationären Langzeitpflege.* In: Zentrum für Qualität in der Pflege (Hrsg.) *ZQP-Report. Gewaltprävention in der Pflege.* 2. überarb. Aufl. Berlin (S. 13–24). Zugriff am 23.06.2022 unter: https://www.zqp.de/wp-content/uploads/Report_Gewalt_Praevention_Pflege_Alte_Menschen.pdf

Eritz, H., Hadjistavropoulos, T., Williams, J., Kroeker, K. (2016). A life history intervention for individuals with dementia: a randomised controlled trial examining nursing staff empathy, perceived patient personhood and aggressive behaviours. Ageing and Society, 36(10), 2061–2089.

GKV-Spitzenverband (Hrsg.) (2020). Leitfaden Prävention in stationären Pflegeeinrichtungen nach § 5 SGB XI. Berlin: GKV-Spitzenverband. Zugriff am 31.03.2022 unter: https://www.gkv-spitzenverband.de/media/dokumente/krankenversicherung_1/praevention__selbsthilfe__beratung/praevention/praevention_leitfaden/Leitfaden_Praevention_2020_barrierefrei.pdf

Goergen, T., Gerlach, A., Nowak, S., Reinelt-Ferber, A., Jadzewski, S., Taefi, A. (2020). Danger in Safe Spaces? Resident-to-Resident Aggression in Institutional Care. In: Phelan, A. (Hrsg.) Advances in Elder Abuse Research (S. 181–192). Cham: Springer. Zugriff am 24.06.2021 unter: https://link.springer.com/chapter/10.1007%2F978-3-030-25093-5_13

Haggerty, R.J. & Mrazek, P.J. (1994). Reducing Risks for Mental Disorders: Frontiers for Preventive Intervention Research. Washington: National Academies Press.

Hoffmann, T.C., Glasziou, P.P., Boutron, I., Milne, R., Perera, R., Moher, D., Michie, S. (2014). Better reporting of interventions: template for intervention description and replication (TIDieR) checklist and guide. BMJ, 348:g1687.

Kemper, S. (1994). Elderspeak: Speech accommodations to older adults. Aging Neuropsychology and Cognition, 1(1), 17–28.

Loss, J., Seibold, C., Eichhorn, C., Nagel, E. (2010). Evaluation in der Gesundheitsförderung: Eine Schritt-für-Schritt-Anleitung für Gesundheitsförderer. Zugriff am 18.03.2022 unter: www.uni-regensburg.de/medizin/epidemiologie-praeventivmedizin/medien/institut/professur-fuer-medizinische-soziologie/materialien/evaluation_in_der_gesundheitsf__rderung.pdf

Mayring, P. (2015). Qualitative Inhaltsanalyse. Grundlagen und Techniken. Weinheim: Beltz.

Nau, J., Oud, N., Walter, G. (2018). Gewaltfreie Pflege. Praxishandbuch zum Umgang mit aggressiven und potenziell gewalttätigen Patienten. Bern: Hogrefe.

Pinker, S. (2013). Gewalt. Eine neue Geschichte der Menschheit. Frankfurt am Main: Fischer Taschenbuch.

Regionale Netzwerkstelle für den Schulerfolg im Landkreis Stendal (Hrsg.) (2022). Kollegiale Fallberatung. Handreichung der Landesweiten Koordinierungsstelle »Schulerfolg sichern«. Zugriff am 20.04.2023 unter: https://docplayer.org/172741356-Kollegiale-fallberatung.html

Schablon, A., Wendeler, D., Kozak, A., Nienhaus, A., Steinke, S. (2018). Belastungen durch Aggression und Gewalt gegenüber Beschäftigten der Pflege- und Betreuungsbranche in Deutschland – ein Survey. Hamburg: BGW. Zugriff am 31.03.2022 unter: https://www.bgw-online.de/DE/Arbeitssicherheit-Gesundheitsschutz/Grundlagen-Forschung/GPR-Medientypen/Downloads/Studie-Gewalt-Mitteilungen.pdf;jsessionid=DFCECE6F128483732D48ECD765B692E1?__blob=publicationFile

Schultes, K., Siebert, H., Lieding, L., Blättner, B. (2021). Personale Gewalt in der stationären Altenpflege: Eine systematische Übersicht über Instrumente zur Erfassung der Prävalenz. Zeitschrift für Evidenz, 160, 68–77. Zugriff am 31.03.2022 unter: https://www.sciencedirect.com/science/article/abs/pii/S1865921720302026?casa_token=THKNBvSxH2cAAAAA:ecPCadNYYzThi5Q3LDTDa5aqKQO9rrZcMzxtGyOeUOtrSZGeo_diVw4DJWPzBEHZiqlQb31QVsw

Sulmann, D. & Väthjunker, D. (2020). Gewaltprävention in der Pflege. Hrsg. vom Zentrum für Qualität in der Pflege. Zugriff am 31.03.2022 unter: https://www.pflege-gewalt.de/wissen/definition/

Tietze, K.-O. (2018). Kollegiale Beratung. Problemlösungen gemeinsam entwickeln. 9. Aufl. Reinbek bei Hamburg: Rowohlt. Weitere Infos: http://www.kollegiale-beratung.de

Visel, S., Roth, M.R., Oppermann, C., Schröder, J., Koch, M. (2020). Ergebnisse einer Onlinebefragung zu Schutz vor Gewalt und Grenzverletzungen in der stationären Altenhilfe. Hildesheim: Universitätsverlag Hildesheim. Zugriff am 31.03.2022 unter: https://hildok.bsz-bw.de/files/1114/Visel_Altenhilfe.pdf

Weidner, F., Tucman, D., Jacobs, P. (2017). Eine fast alltägliche Erfahrung. Die Schwester | Der Pfleger, 9, 14–21.

WHO (Hrsg.) (2022). *Tackling abuse of older people: five priorities for the United Nations Decade of Healthy Ageing (2021–2030)*. World Health Organization. Zugriff am 23.06.2022 unter: https://apps.who.int/iris/handle/10665/356151

WHO (Hrsg.) (2003). Weltbericht Gewalt und Gesundheit. Zusammenfassung. Kopenhagen: WHO.

Yon, Y., Ramiro-Gonzalez, M., Mikton, C.R., Huber, M., Sethi, D. (2018). The prevalence of elder abuse in institutional settings. European journal of public health, 29(1), 58–67. Zugriff am 31.03.2022 unter: https://academic.oup.com/eurpub/article-pdf/29/1/58/27696401/cky093.pdf

Zentrum für Qualität in der Pflege (Hrsg.) (2015). Gewaltprävention in der Pflege. Berlin. Zugriff am 31.03.2022 unter: https://www.bildungsakademie-mettmann.de/files/b_tr_gewalt_11web_vf.pdf